呼吸与危重症医学科
病房医生工作手册

主　编　杨媛华

人民卫生出版社

图书在版编目（CIP）数据

呼吸与危重症医学科病房医生工作手册 / 杨媛华主编.—北京：
人民卫生出版社，2018

ISBN 978-7-117-26298-9

Ⅰ.①呼…　Ⅱ.①杨…　Ⅲ.①呼吸系统疾病 - 急性病 - 诊疗 -
手册②呼吸系统疾病 - 险症 - 诊疗 - 手册　Ⅳ.① R560.597-62

中国版本图书馆 CIP 数据核字（2018）第 073528 号

呼吸与危重症医学科病房医生工作手册

主　　编：杨媛华
出版发行：人民卫生出版社（中继线 010-59780011）
地　　址：北京市朝阳区潘家园南里 19 号
邮　　编：100021
E - mail：pmph @ pmph.com
购书热线：010-59787592　010-59787584　010-65264830
印　　刷：北京画中画印刷有限公司
经　　销：新华书店
开　　本：889×1194　　1/32　　印张：4.5
字　　数：111 千字
版　　次：2018 年 5 月第 1 版　2018 年 5 月第 1 版第 1 次印刷
标准书号：ISBN 978-7-117-26298-9/R·26299
定　　价：49.00 元
打击盗版举报电话：010-59787491　E-mail：WQ @ pmph.com
（凡属印装质量问题请与本社市场营销中心联系退换）

◉ 编著者名单

学术顾问　**童朝晖　施焕中　杨媛华**

　　　　　黄克武　方秋红

主　　编　**杨媛华**

副主编　**朱　敏　陈阳育**

编　　委（以姓名汉语拼音为序）

　　　　　安　立　卜小宁　崔　瑷

　　　　　龚娟妮　郭兮恒　贺航咏

　　　　　姜纯国　邝土光　梁立荣

　　　　　林英翔　刘　艳　唐　晓

　　　　　王　雯　王　臻　尉艳霞

　　　　　张　隽　张予辉

◙ 前　言

　　首都医科大学附属北京朝阳医院 - 北京呼吸疾病研究所呼吸与危重症医学科是呼吸系统疾病国家重点学科、北京市呼吸与肺循环疾病重点实验室、北京市呼吸与危重症医学工程技术研究中心，同时也是首都医科大学呼吸病学系及危重病医学系依托单位。作为我国呼吸与危重症专科医师的重要培养基地，除了培养呼吸专业研究生外，从 1980 年起开始招收全国各地的进修医师，迄今为止已为国家培养 1000 余名呼吸与危重症方面的专业人才。

　　针对目前医疗卫生状况并结合我科病房工作的实际情况，我们于 2009 年 12 月组织科室多名有病房主治医师工作经验的高年资医师编写并在内部使用本手册，经过多年的使用，得到了医师们的广泛好评，现正式出版以期达到"帮助住院医师，进修医师及研究

生更快地适应病房工作环境，提高医疗服务质量，为

日后成为一名优秀的呼吸与危重症专科医师奠定基础"

的目的。

编　者

2018 年 1 月

▣ 目 录

第1章

病房常规工作程序

一、住院医师基本要求

1. 进修医师、参加住院医师规范化培训的轮转医师及研究生在病房均承担住院医师的工作。

2. 准时到岗，如有病假、事假请提前请假。在岗期间如离开病房（包括听各种讲座），应向值班医师讲明去向及留下联系电话，以保证正常的医疗工作。

3. 每日常规查房 2 次（上午 8：00 及下午 16：00），危重患者视病情随时查房。及时追查患者的化验检查结果，以便及时发现病情变化，积极给予相应的处理。

4. 工作积极热情、认真负责，重视与患者及其家属的沟通，做好病情解释工作。危重患者应及时、反复地向家属交代病情，取得理解并签字。如果患者及家属不遵医嘱或违反医疗原则，应向其解释清楚可能会导致的不良后果并请其在病历中签字。

5. 尽早给予患者正确的诊断及有效的治疗。遇到疑难患者或危重患者时应及时请示上级医师进行指导。

6. 妥善保存好患者的相关资料（如门诊或外院病历资料、影像资料等），用后及时归还给患者或相关科室。

7. 在主治医师或（副）主任医师查房前，准备好患者的病历及相关资料（如患者的既往病历、检查资料及影像资料等），翔实汇报病情。查房后及时以准确清晰的书面语言记录上级医师的意见。

8. 每日 15：00~16：00 多数化验单、影像等结果回报，请各位医师及时查看并进行相应处理；急查化验项目多在检查 2h 内即回报，请注意查阅、处理，做到急有所急。

9. 及时处理患者的危急值，并做好危急值记录。

10. 若所管的患者已转到其他科室或已出院，回报的化验、检查报告应该及时与主班护士联系，将化验单及时、正确地返回至相应部门。

11. 下班时应向值班医师对重点患者进行书面交班及口头交班，重症患者还需床边交班。各位主管医师尽量在自己下班前完成所负责患者的病情处理，以方便值班医师的工作。值班医师应巡视所有患者，对白班交代的特殊患者和危重患者要进行重点查房，及时处理，并在病历中记录病情变化、处理措施和效果。

12. 各种医用纸张使用后请及时放置于其相应的位置，保持整洁、有序。

13. 当日值班医师要负责查房室和值班室的整洁，请各位医师协助保持。

二、病历书写与病程记录要求

1. 完成病历前应全面详尽地采集患者的病史，仔细认真地进行体格检查，在病历中准确地记录患者的症状及相关的主要阳性和阴性体征、院外进行的重要辅助检查（包括时间、检查单位和结果）、治疗情况，并做出初步诊断。疾病诊断名称应规范。诊断顺序依次为病因诊断、组织病理诊断、病理生理诊断、并发症诊断、合并疾病诊断等。注意主诉、现病史与诊断的一致性。鉴别诊断应密切结合第一诊断的疾病进行鉴别，至少要鉴别 3 种疾病。诊疗计划应结合所诊断疾病的诊疗路径合理制定。

2. 患者入院 6h 内医师应完成首次病程记录，24h 内完成入院记录。首次病程记录与入院记录应由同一医师书写。病史确认单中患者本人或家属签字栏应及时完成。

3. 夜间入院患者应由值班医师完成值班记录；周五夜班、周六及长假期间入院患者由当日值班医师完成入院记录及首次病程记录。

4. 新入院患者应在 48h 内完成主治医师查房记录（节假日可请当日值班的呼吸二线医师查房，记录时按二线医师的专业技术职称记录查房意见，如：某副主任医师查房），患者入院 72h 内需完成主任医师或副主任医师查房记录。入院后的前 3d 每日均需记录病程。

5. 病历需体现三级查房制度：每周至少有 2 次主治医师查房，1 次副主任医师或主任医师查房记录。疑难患者或危重患者应及时请上级医师查房，并准确、详细地记录上级医师对病情的分析（如果患者诊断明确，应记录诊断依据、治疗建议及疾病诊治新进展等；诊断尚不明确时，应记录鉴别诊断的思路、进一步的检查和治疗意见、特殊注意事项等）。

6. 病程记录在反映三级查房制度的同时，一定要记录住院医师自己对患者病情的观察和分析。

7. 一级护理或病重患者每日需至少记录 1 次病程，病危患者每日至少记录 2 次病程，病情稳定的患者至少每 3 天记录 1 次病程。患者出现病情变化、治疗更改、重要化验检查结果回报、上级医师修订或补充诊断等情况时，住院医师要及时在病程中记录并对病情进行分析。新报病重或病危的患者 24h 内应有上级医师的查房意见记录。病程记录中禁用非书面语言、非专业术语。重视对病情的分析，言之有物，不可记为流水账。

8. 医嘱及病程中记录药物名称时应先写化学名称，后面用括号标注商品名称，示例：莫西沙星（拜复乐）。使用需精密调节剂量的药物时，病程中应记录药物准确应用剂量，如硝普钠 1ml/h（10μg/min）。

9. 进行特殊检查或有创操作（如气管镜检查、胸腔穿刺术、经皮 B 超或 CT 引导下肺穿刺等）前应签署知情同意书并与患者及家属进行详细的沟通。术后请陪同患者返回病房并及时完成相应的记录，包括进行此项检查或治疗的适应证，有无禁忌证，操作或术中所见，检查过程中有无病情变化及相应处理措施、术后注意事项等。

10. 输血（包括成分输血）的患者病程中应有输血记录，包括输血指征、输血量、输血过程中及输血后有无不良反应及处理措施等。

11. 患者或家属签署有创检查知情同意书、自费项目协议及其他知情同意书后，主管医师应同时在病程中进行相应的记录，做到双保险。

12. 患者入院期间如曾邀其他科室会诊，病历内不仅应有书写完整的会诊单，还需在病程中记录相关科室的会诊意见及落实情况。

13. 病历整洁，排列有序，依次为体温单、医嘱单（倒序）、入院记录、病程记录、会诊记录、知情同意书、检查报告及化验粘贴单。

14. 病案首页必须填写完整，不可缺项。

15. 目前使用的电子病历务必及时打印及存储，每天下班之前，尤其是周末及节假日，应将每位患者的病历存在科室电脑的指定位置，以便患者病情需要记录时其他医师能够完成病例。

三、医嘱相关注意事项

1. 新入院患者医嘱：主管医师接诊患者后，完成询问病史、查体、阅片等，在上级医师指导下于 2h 内开出医嘱。及时录入患者的疾病诊断。电脑中已经事先录入一些标准处方，如慢性阻塞性肺疾病、间质性肺疾病、肺动脉高压等，录入医嘱时可根据具体情况对标准处方进行适当增减。注意：部分化验不需打印化验单；影像学检查、超声检查等辅助检查一定要写清病史及检查目的。病重或病危患者，应向患者家属交代病情并及时签署病重/病危通知单（一式三份，一份给家属，一份贴在病历内，一份交护士）。

2. 抢救医嘱：抢救时允许口头医嘱，应由医师口述、护士复述确认后方可执行，有条件时可由第三人及时在旁记录。抢救后需尽快将已执行的口头医嘱录入电脑。除抢救外，护士不执行口头医嘱。

3. 临时医嘱需要立即执行的应在开具医嘱的同时

口头通知主管护士及治疗护士，以确保医嘱得到及时执行。注意：对于非新入院患者，下午只能开具临时医嘱，每日 11：00 以后不能更改长期医嘱，如需调整第 2 日用药，可与主班护士一起暂时退掉第 2 日的药物，更改长期医嘱需第 2 日进行。

4. 在使用碳青霉烯类、糖肽类抗生素、第四代头孢菌素、第四代喹诺酮以及卡泊芬净、伏立康唑、伊曲康唑等药物时，应有病原学方面的证据，至少有痰液病原学标本的留取记录。在病程中应记录主任医师查房指示应用此类药物的指征。

5. 开具医嘱时务必注意药物、检查项目参保类型的选择。对于某些具有特殊适应证才能医保报销的药物或项目，电脑显示参保类型为 9，录入医嘱时要根据患者的具体情况将其选改为 0（无自费）或 1（部分自费）或 2（全自费）。

6. 由于某些化验检查可以在多个不同科室进行，因此在录入电脑医嘱时，一定要注意正确选择传送科室。例如：快速血气分析——选择"H"（呼吸科）；快速血糖——选择"诊疗科室"（表示在本科室进行检查）；本科室急查心电图时选择"电脑多导联心电图"，送检科室改为无。

7. 长期医嘱中按小时收费的项目，如多功能监护仪（心电监护 3）、呼吸机（进口机）、氧气吸入（选择管道吸氧或呼吸机用氧）、静脉泵、营养泵等，数量应记为"24"。

8. 需加急检查的化验，应双击其后的"加急"一栏，显示"E"并同时告知护士。

9. 一些需要精密调节的药物，开具医嘱时应在备注栏注明速度、剂量。

10. 影像学检查需在备注栏录入患者的简要病情。

11. 出院医嘱请于上午 10：30 之前完成（包括次日晨出院的患者），交予主班护士处理。

四、转科记录、交（接）班记录及阶段小结

1. 转科记录，患者转科时应书写转科记录，示例：

×××× 年 ×× 月 ×× 日 ×× 时　　转出（入）记录

患者 ××，性别 ×，年龄 ×，住院日期：×××× 年 × 月 × 日，现住院第 × 天。因"××××"由 ××× 病房转至（转入）××× 病房。

入院初步诊断：

目前诊断：

病情简介：简述病史、查体及诊疗情况，患者的病情变化，会诊情况，转出（转入）科室的原因，转出（转入）时患者的症状、体征及诊疗情况，重要的辅助检查。

注意事项（转出记录写此项）：

诊疗计划（转入记录写此项）：

医师签名

2. 交（接）班记录。患者住院 2 周以上更换主管医师时应书写交 / 接班记录，示例：

×××× 年 ×× 月 ×× 日 ×× 时　　交（接）班记录

患者 ××，性别 ××，年龄 ××，住院日期：×××× 年 ×× 月 ×× 日 ×× 时。现住院 ×× 天。

入院初步诊断：

目前诊断：

病情简介：简述病史、查体、重要的辅助检查、治疗情况、病情变化、目前患者的症状体征、存在的问题等。

诊疗计划：

医师签名

备注：接班记录重点描述接班后的症状体征及检查所见，进一步的诊疗计划和即刻的处理措施。

3. 阶段小结。患者住院时间较长，超过 4 周者，每个月均需写阶段小结。患者住院 30d 内曾有交接班记录者，可代替阶段小结。示例：

×××× 年 ×× 月 ×× 日 ×× 时　　阶段小结

患者 ××，性别 ××，年龄 ××，住院日期 ×××× 年 ×× 月 ×× 日 ×× 时。现住院第 ×× 周。

入院初步诊断：

目前诊断：

病情简介：病史、查体、重要的辅助检查、该阶段的治疗情况、病情变化、目前患者的症状体征等。

诊疗计划：

医师签名

4. 转出患者程序

（1）上级医师查房或相应科室会诊后指示患者转科治疗时，应与患者及家属沟通转科事宜（包括目前病情、转出相关情况等）；

（2）通知主班护士、主管护士拟转科一事，以便护士做好相应准备工作；

（3）患者自带的病历资料或住院期间拍摄的影像资料（包括胸部 X 线片、CT 等）及时交还患者。

（4）整理病历资料，完成以下项目：

1）转出记录；

2）填写转科通知单（一式两份，一份交主班护士，一份粘贴于病历的化验粘贴单内）；

3）病重患者应与家属沟通转运途中可能出现的风险及急救措施，取得家属的理解并签字；

4）请主治医师检查、完善病历；

5）仔细清点病历资料，在转出患者登记本上逐一登记（见后）；

（5）主管医师应陪同、监护患者安全地转至其他科室，并与该科室的医师当面交接班。请接诊科室医师清点患者的病历资料，无误后在转出患者登记本上签字。

附 A 转出患者病历交接登记目录

1. 未返回报告单项目
2. 住院病历 / 入院记录
3. 病程记录页数
4. 会诊记录
5. 胸部 X 线片
6. CT
7. 超声
8. 核磁 / 同位素
9. 心电图
10. 病原学报告
11. 生化全项报告单
12. 血气分析
13. 其他化验单
14. 输血单
15. 知情同意
16. 自费协议
17. 危重症评价表
18. 麻醉、手术记录
19. 病历首页
20. 门 / 急诊病历
21. 既往住院病历
22. 其他

五、危重症抢救注意事项

1. 抢救结束后立即补开抢救医嘱（药物及非药物措施、抢救费等）。

2. 抢救结束 3h 内及时补记抢救记录。抢救记录需描述患者当时急危重症的情况、基本生命体征、抢救的经过和采取的措施，患者的转归、主要指导和参与抢救的人员。大抢救需主任医师在场，并有多科室参与；中抢救至少需有主治医师或二线医师在场；其余算为小抢救。

3. 抢救结束后注意检查病历中必须包括的以下4项内容：

（1）抢救医嘱："小/中/大抢救1次"；

（2）病重或病危通知单；

（3）填写危重症患者综合评价表；

（4）病程记录中有详细的"抢救记录"，并在抬头注明"抢救记录"字样。

注意：若家属放弃抢救，只需写普通病程，记录病情变化及死亡过程即可，其中应记载患者家属放弃抢救的事实，并请家属签字。切勿写"抢救记录"字样（因为只要病历中有"抢救记录"即必须具备上述4项内容，否则为不合格病历）。

4. 患者抢救无效死亡时医师应及时核对医嘱，把尚未进行的化验、检查及未使用的药品进行退费。

六、死亡患者的处理程序

1. 开具"死亡通知单"（一式两份，一份贴在病历里，一份交护士）。

2. 填写"尸检意见书"。家属同意或不同意尸检均应签字。注意：请于患者死亡后立即填写，否则以后很难找到家属签字。

3. 开具死亡证明三联单（嘱家属拿死亡患者的户口本后填写，必须准确填写户口地址，否则无法注销户口。填写完成后与护士核实家属是否已结账，结账后再将死亡证明交给家属）。

4. 值班医师在病程记录中书写"死亡记录"（24h

内完成），另外需填写"死亡志"（住院医师与主治医师共同完成）。

5. "死亡病历讨论记录"由主治医师或主任组织讨论后书写，应在死亡后 1 周内完成，并登记在科内"死亡病历讨论"记录本上。注意：每个病区单独有一个死亡讨论记录本，这是医疗检查时必备的医疗文件，应妥善保存。

七、常用检查及治疗项目医保报销相关事项（自费项目问题）

1. 白蛋白：应用白蛋白前 3d 内，血白蛋白 < 25g/L 可以报销，且只能连续应用 3d，超过 3d 的化验结果必须重新检查，请在应用白蛋白的 3d 内不要复查白蛋白，应用 3d 后再复查。注意：补充白蛋白的患者出院诊断必须有"低蛋白血症"，否则无论白蛋白多低均不报销。应用适应证为：重症患者白蛋白低于 25g/L；肝硬化腹水或胸腔积液患者、癌性腹水或胸腔积液患者白蛋白低于 30g/L。

2. 丙种球蛋白报销的应用指征：①限儿童重症感染，需由个人负担部分费用；②限工伤。

3. 万古霉素、去甲万古霉素：静脉应用为公费，口服为自费。

4. 替考拉宁：万古霉素耐药菌感染或万古霉素不耐受（如伴有肾功能不全者）。

5. 抗真菌药：伊曲康唑口服溶液限伊曲康唑注射液的序贯治疗，需个人负担费用；伏立康唑（威凡）注射液和片剂限制为重症真菌感染，需个人负担部分费用；卡泊芬净（科赛斯）限工伤保险。

6. 奥美拉唑：报销的应用指征为明确的消化道出血（有胃内容物或便潜血阳性结果），反流性食管炎。

7. 法莫替丁：诊断消化道溃疡或反流性食管炎才

可以报销，否则为自费。

8. 静脉营养：原则上只有禁食的患者可以报销，若需要同时应用胃肠营养，需在病程记录原因，否则静脉营养为自费。

9. 丙泊酚注射液：手术后的患者应用可以报销，其他镇静均为自费（包括清醒气管插管用）。

10. 重组血小板生成素注射液（特比澳）为自费用药（报销只限工伤）。

11. 盐酸氨溴索（沐舒坦）注射液：静脉应用每天不超过 90mg 可以报销，用法为 30mg，tid，如需单次应用 90mg，需在病程中注明原因（如患者心功能差，需限制液体入量），雾化吸入完全自费。

12. 以下常用项目均为自费：病毒六项、CMV-PP65、咽拭子及痰液的相关病原体的核酸检查（如咽拭子 EB 病毒核酸检测）、血同型半胱氨酸、G 实验、GM 实验、PPD 试剂、青霉素皮试液、枸橼酸钾口服液、院内会诊、人工鼻、利多卡因凝胶、文丘里面罩、抗反流尿袋、防压疮气垫床、痰液收集器（应用呼吸机时为公费）。

13. 血肿瘤标志物：CEA、CA125、CA199、NSE、AFP、PSA（限男性）、铁蛋白，可以报销，若血中的肿瘤标志物有部分异常时，可以对异常指标进行复查，但不能复查全部指标，否则亦视为自费，胸腔积液肿瘤标志物检查为自费项目。

14. 若发现甲状腺病变，需查甲状腺功能，只能开 T3、T4 及 TSH，若开甲功全项为自费。若诊断甲状腺功能亢进症则甲功全项可以报销。

15. 请消化科、神经内科等科室会诊后，其建议使用的药物是否为适应证用药需要主管医师明确掌握；若不清楚，一定要及时联系相关科室二线医师确认。

16. 陪住费及单间病房住院费均为自费项目，请在入院时签自费协议书。

注意：属于能够报销范围的药品不能签署自费协议书，否则医保部门会按照自费处理。

八、会诊及预约检查

1. 各科常规会诊只能在上午预约，如患者需要于下午或晚间急会诊，应直接与各科二线医师电话联系。请三线会诊应电话告知被请科室二线要请的三线医师的名字。

2. 如病重患者须离开病房进行检查，应向家属说明检查的重要性及转运途中可能出现的意外情况，并签署知情同意书；主管医师应随同前往，并视病情预先准备好抢救药品及抢救仪器。

3. 晚间或节假日进行特殊检查时，应预先与相关科室联系确定能否行此项检查。如行床旁 X 线或 B 超检查，应预先与放射科或超声医学科联系。

九、住院病历排列顺序

1. 住院病历 / 入院记录。

2. 病程记录。

3. 麻醉、手术记录。

4. 会诊记录。

5. 特殊检查报告单依次为：核磁、CT、同位素、超声等。

（1）按检查部位自上而下排序：头、颈、胸、腹、四肢。

（2）相同部位按时间排序：检查日期在前者排放在后，检查日期在后者排放在前。

6. 化验检查：按时间顺序粘贴在化验粘贴单上。

7. 危重症评价表。

8. 病历首页。

9. 门 / 急诊病历。

10. 既往住院病历。

11. 知情同意书及其他协议书。

注意事项：

（1）化验项目按时间先后排序：检查日期在前者贴下面，检查日期在后者贴上面。

（2）标记清楚：在化验单的上方页边处标记"送检日期"和"检查项目"名称。送检日期的第一个字对齐"化验报告粘贴单"的"化"字，检查项目名称的第一个字对齐"化验报告粘贴单"的"单"字。

（3）结果异常者用红笔在检查项目名称前作"△"标记。

（4）血气化验单要单独粘贴一张，并标明吸氧条件，使用呼吸机者应注明呼吸模式和参数。

（5）所有检查必须有相应的报告单。

十、节假日值班制度

1. 值班医师应做好防火、防盗工作，按照应急预案处理各类突发公共卫生事件和危及病房安全的突发事件，保证病房安全。

2. 值班医师应认真仔细地进行交接班，危重患者需床边交接班，并在交接班本上进行记录。

3. 请上级医师指导危重病和新入院 3d 内患者的诊断和治疗。

4. 值班医师负责开具临时医嘱和长期医嘱，并认真核对；每日查阅、粘贴化验单，并及时给予处理。

5. 节假日期间，值班医师需在中午、下午打印全科患者检验报告单，并且认真阅读，如果发现明显异常需及时做出处理（如低钾血症、肝功能异常）。

6. 值班医师负责书写医疗文书，包括新入院患者的病历、住院患者的病程和出院患者的医疗证明及出院记录，及时填报传染病报告表等。

7. 值班医师应保证办公设备完好，维护办公环境整洁。夜间休息时需锁好办公室的门及病历车，保证医疗文件的安全。下夜班时将安全通道门卡和病历车的钥匙交给下一位值班医师。

8. 应急电话号码：总机 1000，火警 1119，麻醉科 1637，总值班 1028。

呼吸科每天有两位二线医师同时值班，各有分工。电话为：

（1）15611992001（内线电话直接拨打 52001）。拿这部电话的医师负责门诊、急诊收患者及其他科室会诊，及周一至周五的病房危重患者的处理。

（2）15611992061（内线电话直接拨打 52061）。拿这部电话的医师负责周末及节假日整个普通病房的 5 个病区危重患者的处理。

十一、按病种分组（DRGs）付费

北京市医疗保险将医保住院患者的疾病按各病种分组进行医疗费用支付定额管理，共纳入 108 个病种组。呼吸系统疾病目前有 8 个病种组，DRGs 付费情况，见表 1-1。

医保付费时主要参照病案首页填写的信息，故对于医保患者尤其是上述病种分组的患者应严格按照疾病诊断编码 ICD-10 和治疗操作编码 ICD-9-CM-3 的要求填写病案首页，完整准确地上报诊疗信息。

表 1-1　病种分组及定额支付标准（呼吸系统疾病）

DRG 代码	DRG 名称		权重	定额支付标准（元）
ER11	呼吸系肿瘤	伴重要合并症与伴随病	1.6786	24 030
ER13	呼吸系肿瘤	伴合并症与伴随病	1.3364	19 131
ES13	呼吸系感染／炎症	伴合并症与伴随病	0.9692	13 875
ET15	慢性阻塞性肺疾病	不伴合并症与伴随病	0.9652	13 817
EW23	间质性肺疾病	伴合并症与伴随病	1.0106	14 467
EW25	间质性肺疾病	不伴合并症与伴随病	0.9531	13 644
EX13	支气管炎及哮喘	伴合并症与伴随病	0.6087	8714
EX23	百日咳及急性支气管炎	伴合并症与伴随病	0.9774	13 992

十二、病案首页主要诊断等诊疗项目填写规范

1. 正确选择主要诊断。
2. 正确全面填写其他诊断栏目。
3. 使用规范的诊断名称填写诊断。
4. 诊断依据充分。
5. 主要手术、操作选择准确。
6. 一般手术、操作填写全面。
7. 规范、全面、准确填写病案首页全部项目。

1. 主要诊断。患者存在一种以上的疾病，主要诊断应结合患者的实际情况和本专业特点选择对患者健康危害最大、医疗资源消耗最多、住院时间最长的疾病。该诊断可以包括疾病、损伤、中毒、体征、症状、异常发现或者其他影响健康状态的因素。

疾病诊断的构成应包括病因＋部位＋病理＋临床表现，多数诊断只包括：病因＋部位＋临床表现三个部分，医师在填写诊断名称时，一定要尽量将上述的成分描述清楚，例如"心肌梗死"这样的诊断，缺少更详细的描述，因为"急性""慢性""复发性""透壁性""心内膜下"这样的形容词和具体的部位都直接影响编码的结果。

（1）病因能涵盖疾病的一般临床表现，则选择病因诊断。

（2）如果临床表现是某种疾病的严重后果，或是疾病发展的某个阶段，则选择这个临床表现为主要诊断。如慢性阻塞性肺疾病，肺炎，应选择"肺炎"作为主要诊断。

（3）一般情况下，有手术治疗的患者的主要诊断要与主要手术治疗的疾病相一致。

（4）如果出院时诊断仍为"可疑"的不确定诊断，则按照确定的诊断编码（这是基于病情的诊断性检查、

进一步病情检查或观察的安排、最初的治疗方法都与建立的诊断极为近似）。如肺恶性肿瘤？肺恶性肿瘤编码（可疑肺恶性肿瘤入院，并依照肺恶性肿瘤给予相应的检查、检验和治疗）。

（5）内部损伤伴有浅表性损伤或开放性伤口时，以内部损伤作为主要诊断。

（6）颅骨和面骨骨折伴有颅内损伤，以颅内损伤作为主要诊断。

（7）不能选择疾病的终末情况，如呼吸衰竭作为主要诊断。

（8）应选择本次住院治疗的疾病为主要诊断，不选择未治疗的疾病为主要诊断。多专业治疗的患者，不能按照本专业在前的习惯，必须遵照主要诊断的选择原则。

（9）严重的疾病在前，轻微的疾病在后。

（10）对于一个复杂疾病诊断的填写，病因在前，症状在后。

（11）若患者存在多个诊断而没有一个突出诊断，而多个诊断又可以分类到"多发……"时，应选择"多发……"为主要诊断，如"多发性脑梗死"。

（12）肿瘤的诊断：当治疗是针对恶性肿瘤时，住院的目的是为了确定肿瘤范围、恶性程度或是为了进行某些操作（如穿刺活检等），以恶性肿瘤为主要诊断。当对恶性肿瘤进行外科手术切除（包括原发部位或继发部位），并做术前、术后放疗或化疗时，以恶性肿瘤为主要诊断。

若为再次住院对恶性肿瘤进行放疗或化疗时，恶性肿瘤放疗或化疗即为主要诊断。恶性肿瘤作为其他诊断首选。如果同时有多个恶性肿瘤，按照肿瘤恶性程度的高低顺序书写。

原发肿瘤伴有转移，如为首次就诊且不是针对继发部位进行治疗，选择原发肿瘤作为主要诊断。

继发肿瘤未能明确原发部位的，选择继发肿瘤作为主要诊断。

采用放疗或化疗的肿瘤患者住院期间死亡，应根据上述要求，视本次住院的具体情况正确选择主要诊断。

2. 其他诊断。填写其他诊断时，应先填写并发症，再填写伴随症。患者既往发生的病症及治疗情况对本次入院主要疾病和并发症的诊断、治疗及预后有影响的［临床评估、治疗处理、诊断性操作、增加护理量和（或）监测］，应视为伴随症填写在病案首页其他诊断栏目内。

如果既往史或家族史对本次治疗有影响时，ICD-10 编码 Z80-Z87 对应的病史可以作为其他诊断。

Z80.500	泌尿器官恶性肿瘤家族史
Z80.600	白血病家族史
Z80.700	淋巴、造血和有关组织恶性肿瘤家族史
Z80.800	特指器官或系统恶性肿瘤家族史
Z80.801	涎腺恶性肿瘤家族史
Z80.900	恶性肿瘤家族史
Z81.000	智力低下家族史
Z81.100	酒精滥用家族史
Z81.200	烟草滥用家族史

既往史（疾病）对本次诊断治疗预后有影响的不要遗漏，影响同组中费用权重。

例：患者肾移植术后 1 年，因急性化脓性阑尾炎住院，K35.905 急性化脓性阑尾炎 + Z94.002 异体肾移植状态。

3. 入院病情。指对患者入院时病情评估情况。将"出院诊断"与入院病情进行比较，按照"出院诊断"在患者入院时是否已具有，分为 4 种。

（1）有：对应本出院诊断在入院时就已明确。

例如，患者因"乳腺癌"入院治疗，入院前已经钼靶、针吸细胞学检查明确诊断为"乳腺癌"，术后经病理亦诊断为乳腺癌。

（2）临床未确定：对应本出院诊断在入院时临床未确定或入院时该诊断为可疑诊断。例如，患者因"乳腺恶性肿瘤不除外"、"乳腺癌？"或"乳腺肿物"入院治疗，因缺少病理结果，肿物性质未确定，出院时有病理诊断明确为乳腺癌或乳腺纤维瘤。

（3）情况不明：对应本出院诊断在入院时情况不明。例如，乙型病毒性肝炎的窗口期、社区获得性肺炎的潜伏期，因患者入院时处于窗口期或潜伏期，故入院时未能考虑此诊断或主观上未能明确此诊断（实际工作中应用最多的情况是患者住院后新发现的情况）。

（4）无：在住院期间新发生的，入院时明确无对应本出院诊断的诊断条目（一般为并发症、医院感染）。例如，患者出现围术期心肌梗死。

入院病情有误，以下诊断入院病情不能为"无"

胸腰椎骨质增生、胸椎退行性变；结节性甲状腺肿；肾结石、肾囊肿；脂肪肝；直肠息肉。

4. 手术及操作名称。一般是指患者本次住院期间针对临床医师为患者作出主要诊断的病症所施行的手术或操作。在 ICD-9 临床版中，按照操作的目的将操作分为诊断性操作和治疗性操作。诊断性操作和治疗性操作有医疗资源的消耗，除胸部 X 线片和心电图外，应该填写。

主要手术和操作的选择一般要与主要诊断相对应，即选择的主要手术或操作是针对主要诊断的病症而施行的风险最大、难度最高、花费最多的手术和操作。

十三、其他注意事项

1. 应用自费药物应签署自费协议书，各种有创检查（如气管镜、胸腔穿刺等）应签署相关的知情同意书。

2. 增强 CT 检查：需注射含碘造影剂，行此项检查前需与患者签署静脉造影使用知情同意，并和检查单一起交于主班护士。碘过敏、甲状腺功能亢进症活动期的患者为检查禁忌。糖尿病口服双胍类药物需停药 3d 方可进行检查。

3. CTPA 检查：需快速注射造影剂 100ml，严重心衰者宜慎重，以防心衰加重。CTPA 以及其他关系到诊断和（或）涉及危重患者紧急处理的检查，需要主管医师陪同，初步了解结果。

4. 肺通气/灌注扫描：主管医师开申请单后，应核实预约检查的时间，确保按时检查。若需取消检查，应立即与核医学科联系，以便及时退回同位素（核医学科在预约检查日期的前一天下午定购同位素，检查当日晨药物送至核医学科）。若因患者原因，在约定日内不能进行该项检查，由于同位素半衰期短，已制好的同位素无法退药，故即使患者未行检查，同位素药费照收。

5. 胸腔积液超声定位：电话联系超声医学科后约定检查时间，需主管医师陪同患者去行该项检查。

6. 超声引导下胸腔穿刺、胸膜活检或经皮肺穿刺活检：

（1）每周二、四下午，由超声医学科医师进行穿刺。由于需要进行该操作的患者较多，请尽量提前预约。

（2）在行该项操作前，需要做一次胸部超声检查，以确定是否能够进行该项操作。

（3）穿刺时自带利多卡因一支，自备装胸腔积液的容器，容器可滴几滴肝素防止胸腔积液凝固。若需胸腔积液培养，则自带培养瓶（需氧瓶和厌氧瓶各一个）在超声室留取胸腔积液标本。

7. 肺功能检查：需行支气管舒张试验者，一般情况下要停用短效茶碱 24h，长效 β 受体激动剂 12h，停用所有短效抗胆碱能药物、β 受体激动剂至少 8h。具体检查由主治医师根据情况决定。病情较重不宜去肺功能室的患者可行床旁肺功能检查（肺功能仪器由护士长保存）。

8. 24h 食管压力和 pH 测定：

（1）检查前 4h 禁食。

（2）检查前最后一次用餐时禁食用酸性食物。

（3）检查前 7d 禁服制酸剂，检查前 3d 禁服 H_2 受体阻断剂。

（4）监测期间患者需保持日常生活方式，不限制活动。但注意禁食酸、辣刺激性食品，饮料和抗酸药物。

9. 传染病卡：应及时填报，如诊断结核等传染病者，应在 24h 内填报乙型传染病卡，医院上报传染病现在为网上申报，无法补报。

10. 院内感染监测表：根据临床征象及细菌学检查确诊院内感染者，应及时在网上填写院内感染监测表。

11. 输注血液制品的程序：

（1）请家属签知情同意书；

（2）在输注前必须完成血型、肝炎八项、生化肝功、HIV、TP 检查的标本采集或已经有结果回报；

（3）填写"输血及血液制品申请单"及"取血凭证"，与血库联系；

（4）开输血医嘱；

（5）输注完成后写病程记录（包括输血种类、量、输血过程中及输血后患者反应），并将输血凭证粘贴在化验粘贴单上。

12. 出院病历（包括死亡病历）执行 24h 归档制，即患者出院后 24h 病历返回统计室。出院病历在患者出院的当天一定要整理好，第 2 天务必放在规定的地方由病案室收走。否则，视为拖欠病历。

13. 有关死亡病例讨论、疑难病例讨论，不仅在病历中仔细记录，还要誊录至死亡病历登记本和疑难病例讨论登记本上。

14. 交班本上的记录要有签名，交班记录要有重点，不要记流水账。

切记：重点患者的处理不仅要在交班本上有记录，重要的是要在病历上有反映。

15. 临床路径：呼吸科目前有多种疾病要纳入临床路径管理，包括社区获得性肺炎、支气管哮喘、慢性阻塞性肺疾病、支气管扩张症、肺栓塞、气胸等疾病。住院患者入院符合条件时需进入，目前只要在电子病历系统中完成操作就可以了。

纳入节点：（1）初次入院进入 OCS 至书写电子病历前。

（2）书写入院记录的初步诊断后。

（3）住院过程中（电子病历）。

（4）纳入路径后确定入径时间，系统默认为护士接诊时间。

（5）入径后提示本节点内需完成项目，若需下达医嘱，勾选后传送到 OCS 中。

（6）自动进入下一节点（亦可手工进入）。

（7）节点末比对医嘱，提示未做项目和已做项目。

（8）存在变异，填写变异原因。

（9）需退出，填写退出原因。

第 2 章

病房常用药物

一、常用静脉抗感染药物

普通病房常用静脉抗感染药物，见表 2-1。

表 2-1 普通病房常用静脉抗感染药物

通用名	商品名	单支剂量	常用剂量	费用类别	特殊适应证
阿奇霉素	乳糖酸阿奇霉素	250mg	静脉滴注 0.5g，qd，至少 2d，继以口服 0.5g，qd，总疗程 7~10d。转为口服治疗时间应由医师根据临床治疗反应确定	○	备注：此用法为社区获得性肺炎的用量
	希舒美	500mg			
克林霉素		0.3g	0.6~1.2g，bid	○	
甲硝唑		0.5g（250ml）	1g，qd，最高 1g，q8h	○	厌氧菌感染
奥硝唑		0.25g	0.5g，q12h，连用 3~6d	○	

续表

通用名	商品名	单支剂量	常用剂量	费用类别	特殊适应证
青霉素钠		80 万 U	200 万 ~2000 万 U/d, 分 2~4 次给药	0	
苄星青霉素		120 万 U	加注射用水稀释, 60-120 万 U, im, 2~4 周一次	0	
阿莫西林钠 / 舒巴坦	倍舒林	1.5g	1.5g, q8~6h	8	严重感染; 产酶菌感染
哌拉西林钠 / 他唑巴坦钠	特治星	哌拉西林钠 4g, 他唑巴坦钠 0.5g	4.5g, q8h 最高 4.5g, q6h	8	严重感染
头孢美唑钠		0.5g	1g, bid	0	
头孢唑林钠		0.5g	一次 0.5~1g, 一日 2~4 次, 严重感染可增加至一日 6g, 分 2~4 次静脉给予	0	

续表

通用名	商品名	单支剂量	常用剂量	费用类别	特殊适应证
头孢呋辛	丽扶欣	0.75g	0.75~1.5g，q8h，最高 1.5g，q6h	0	
头孢西丁		1g	每次 1~2g，每 6~8h 1 次	0	
头孢米诺钠	国产药	1.0g	1g，bid，最大量 1d 可增至 6g	8	
头孢米诺钠	进口药	0.5g		8	
头孢唑肟钠		1g	一次 1~2g，每 8~12h 1 次；严重感染者的剂量可增至一次 3~4g，每 8h 1 次	8	

续表

通用名	商品名	单支剂量	常用剂量	费用类别	特殊适应证
头孢哌酮钠/舒巴坦钠	舒普深	头孢哌酮钠 1.0g，舒巴坦钠 0.5g	3g，q12h，最高 9g/d	8	1. 严重混合感染 2. 药敏敏感的混合感染
头孢他啶		0.5g	2g，q12h，最高 6g/d	8	严重需氧菌感染
头孢曲松	罗氏芬	1g	1~2g，qd	0	
头孢吡肟	马斯平	1g	2g，q12h，最高 2g，q8h	8	1. 严重混合感染 2. 药敏敏感的严重感染
亚胺培南/西司他丁钠	泰能	亚胺培南 500mg，西司他丁钠 500mg	0.5g，q8h，q6h，最高 1g，q6h	8	1. 严重耐药菌引起的严重感染 2. 严重的医院内感染 3. 严重的混合感染 4. 药敏敏感的严重感染

续表

通用名	商品名	单支剂量	常用剂量	费用类别	特殊适应证
美罗培南	美平	500mg	0.5~1g，q8h，最高 2g，q8h	8	同上
硫酸依替米星注射液		50mg		0	
硫酸异帕米星	依克沙	400mg	400mg，qd，1h 以上	0	
阿米卡星		0.2g/2ml	每 12h 7.5mg/kg，或 每 24h 15mg/kg。成人一日不超过 1.5g，疗程不超过 10d		
庆大霉素注射液		8 万 U	一次 5mg/kg，每 24h 1 次，疗程为 7~14d	0	

续表

通用名	商品名	单支剂量	常用剂量	费用类别	特殊适应证
异烟肼注射液		100mg/2ml	一日 0.3~0.6g，或 15mg/（kg·d），最高 900mg，每周 2~3 次	0	结核
利福平	舒兰新	0.3g/5ml	0.3g，qd，加入 500ml 稀释本品后静脉滴注，建议输注时间超过 2-3h，但应在 4h 内滴完	0	结核
注射硫酸链霉素		1g	0.5g，q12h	0	结核
左氧氟沙星氯化钠注射液	可乐必妥	500mg/100ml	500mg，qd	0	
左氧氟沙星	来立信	0.3/100ml	0.3~0.6g/d，分 1~2 次	0	

续表

通用名	商品名	单支剂量	常用剂量	费用类别	特殊适应证
盐酸莫西沙星氯化钠注射液	拜复乐注射液	0.4g/250ml	400mg，qd	0	
环丙沙星	西普乐	0.2g/100ml	0.2~0.4g，q12h	0	
盐酸万古霉素	稳可信	500mg	0.5g，q6h 或 1g，q12h	8	1.严重感染 2.MRSA，MRSE 感染
盐酸去甲万古霉素		400mg	0.8g，q12h	8	1.严重感染 2.MRSA，MRSE 感染；限急诊观察使用
盐酸万古霉素		50 万 U		8	
替考拉宁	他格适	200mg	400mg，qd（头三剂可400mg，q12h）最高12mg/kg	9	万古霉素耐药菌感染或万古霉素不能耐受

续表

通用名	商品名	单支剂量	常用剂量	费用类别	特殊适应证
利奈唑胺	斯沃	600mg/300ml	600mg, 静脉滴注, q12h	9	限万古霉素治疗无效或不可耐受的重症感染。需个人部分负担
两性霉素 B		25mg	初始 1~5mg/d, 逐渐增加剂量至 0.6~0.7mg/kg, 具体参照说明	0	系统真菌感染
两性霉素 B 脂质体	安浮特克	50mg	3.0~4.0mg/(kg·d), 若无改善可增至 6mg/(kg·d), 具体用法参照说明	9	系统真菌感染
氟康唑	大扶康	0.2g/100ml	400mg/d	9	系统真菌感染

续表

通用名	商品名	单支剂量	常用剂量	费用类别	特殊适应证
伊曲康唑	斯皮仁诺	250mg	第 1、2 天 200mg，q12h，以后 200mg，qd	9	系统真菌感染
注射用伏立康唑	威凡	200mg	第 1 天 6mg/kg，q12h，以后 4mg/kg，q12h	9	限重症真菌感染。需个人部分负担
注射用醋酸卡泊芬净	科赛斯	50mg	第 1 天 70mg，qd 以后 50mg，qd	2	限工伤保险
注射用醋酸卡泊芬净	科赛斯	70mg			限工伤保险

注："费用类别"：0. 无自付；1. 部分自付；2. 全自付；8、9. 适应证用药（在严格掌握适应证的条件下，为部分自付药物；如超出适应证许可范围用药，医保不予报销）；碳青霉烯类（泰能、美平、倍能）和糖肽类（稳可信、万迅、他格适）应用前后须填写申请表格和疗效评价表格

附 B　常用抗菌药物配制的注意事项

1. 阿奇霉素：可溶于 5% 葡萄糖或生理盐水。每次滴注时间不少于 60min，滴注浓度不得高于 2.0mg/ml。

2. 克林霉素：每 0.3g 以 50~100ml 生理盐水或 5% 葡萄糖溶液稀释成小于 6mg/ml 浓度的药液，缓慢滴注，通常每分钟不超过 20mg。与红霉素、氯霉素有拮抗作用，不宜合用。

3. 奥硝唑：不能与含铝的针头或套管接触，并避免与其他药物一起滴注。

4. 莫西沙星：推荐每 0.4g 的输注时间为 90min（国外 0.4g 推荐输注时间大于 60min）。

5. 万古霉素：配制方法为 0.5g 溶于 10ml 注射用水，再以至少 100ml 生理盐水或 5% 葡萄糖注射液稀释，静脉滴注时间在 60min 以上。

6. 去甲万古霉素：每次剂量 0.4~0.8g，至少用 5% 葡萄糖注射液或生理盐水 200ml 溶解后缓慢滴注，滴注时间宜在 1h 以上。

7. 替考拉宁：替考拉宁和氨基糖苷类溶液混和是不相容的，因此注射前不能混合。

8. 伊曲康唑：单剂量输注时间应在 1h，必须应用包装中所附的 0.9% 氯化钠溶液 50ml 配制。

9. 两性霉素 B：开始静脉滴注时，先试以 1~5mg 或按体重一次 0.02~0.1mg/kg 给药，以后根据患者耐受情况每日或隔日增加 5mg，当增至一次 0.6~0.7mg/kg 时即可暂停增加剂量，此为一般治疗量。成人最高一日剂量不超过 1mg/kg。配制时，先以灭菌注射用水 10ml 配制 50mg 或 5ml 配制 25mg，然后用 5% 葡萄糖注射液稀释（不可用氯化钠注射液，因可产生沉淀），滴注液的药物浓度不超过 10mg/100ml，避光缓慢静脉滴注，每次滴注时间需 8h 以上。为减少不良反应，给药前建议给予氢化可的松 25~50mg 或地塞米松 2~5mg，静脉滴注过程中或静脉滴注后需要严密监测不良反应。

10. 两性霉素 B 脂质体：粉剂药品以无菌注射用水稀释（50mg/10ml），然后必须以 5% 葡萄糖注射液溶解成浓度约 0.6mg/ml 的液体（如 70~175mg 安浮特克注射用水重建体积为 14~35ml，再溶于 5% 葡萄糖 500ml）。输注前，先试验性用 5mg 溶于 50ml 葡萄糖溶液，静脉滴注 30min，再密切观察 30min，如无不良反应，再开始输注。建议输注时间 8h 以上，输注时避光。

11. 卡泊芬净：溶解粉末状药物时，将储存于冰箱中的本品药瓶置于室温下，在无菌条件下加入 10.5ml 无菌注射用水。配制成供患者输注用溶液的稀释剂为：70mg 卡泊芬净溶于生理盐水或乳酸林格液 250ml，如每日剂量为 50mg 或 35mg。可将输注液的容积减少到 100ml。输注液须在大约 1h 内经静脉缓慢地滴注。本品瓶装冻干粉末应储存于 2~8℃。

12. 伏立康唑：静脉滴注前先以注射用水稀释成 10mg/ml，再以生理盐水或 5% 葡萄糖注射液稀释成 2~5mg/ml（400mg 溶于 250ml 液体）。静脉滴注速度不超过 3mg/（kg·h），稀释后每瓶滴注时间须 1~2h 以上。

注意：对于肝肾功能不全的患者，须根据内生肌酐清除率调整用药剂量，具体方案参照所需用药品的说明书。

二、常用静脉心血管药物

1. 硝酸甘油 10mg/2ml

50mg+NS40ml，静脉泵入，0.6ml/h（10μg/min），最大剂量 200μg/min

5mg+5%GS500ml，静脉滴注，1ml/min（10μg/min）

注意：输注时须避光

2. 硝酸异山梨酯（异舒吉、爱倍）10mg/10ml

50mg 原液（50ml），静脉泵入，0.6ml/h（10μg/min）

3. 硝普钠每支 50mg

30mg+5%GS50ml，静脉泵入，1.0ml/h（10μg/min），可用到 200~300μg/min

注意：输注时须避光

4. 多巴胺，多巴酚丁胺 20mg/2ml

（公斤体重数 × 3）mg+NS 至 50ml，静脉泵入，1ml/h，相当于 1μg/（kg·min）

如体重 60kg 的患者，配制方法为：180mg+NS32ml

注意：多巴胺外渗可导致严重的皮肤坏死，应注意避免

5. 盐酸安碘酮（可达龙）150mg/3ml

首剂：5%GS17ml+ 盐酸安碘酮 150mg，20min 慢推完

持续静脉泵入：盐酸安碘酮 600mg+5%GS38ml，静脉泵入，1ml/h 相当于 2mg/min

或：盐酸安碘酮 225mg+5%GS 250ml，20ml/h=1mg/min

或：盐酸安碘酮 300mg+ 溶液 250ml，15ml/h=1mg/min

6. 肾上腺素 1mg/1ml

用量：从 1μg/min 开始

配制：肾上腺素 1mg+ 溶液 250ml，15ml/h=1μg/min

7. 异丙肾上腺素 1mg/2ml

用量：0.05~0.3μg/（kg·min）

配制：异丙肾上腺素 1mg+5%GS250ml

50kg：38ml/h=0.05μg/（kg·min）

60kg：45ml/h=0.05μg/（kg·min）

70kg：53ml/h=0.05μg/（kg·min）

8. 去甲肾上腺素 2mg/1ml

12mg+NS44ml/ 静脉泵入 0.6ml/h（4μg/min）

有效剂量为 4~10μg/min

9. 阿托品 0.5mg/ml

用量：1~4μg/min

配制：阿托品 1mg+5%GS250ml，15ml/h=1μg/min

10. 肝素 100mg/12 500U/2ml/ 支

10 000U+NS48.4ml/ 静脉泵入，1ml/h=200U/h，根据 APTT 调整

11. 艾司洛尔 200mg/5ml → 100mg/10ml

0.5mg/kg，静脉推注 1min，然后以 0.05mg/（kg·min）静脉泵入，最大一般为 0.2mg/（kg·min）

12. 普罗帕酮（心律平）每支 35mg

静脉推注 35~70mg+5%GS20ml，静脉推注 10min

13. 硫氮䓬酮（合贝爽）每支 10mg 支，每支 50mg

加盐水或 GS 稀释，静脉推注 10mg；持续静脉注射，1~15μg/（kg·min）

三、呼吸科常用口服 / 吸入药物

呼吸科常用口服 / 吸入药物，见表 2-2。

表 2-2　呼吸科常用口服／吸入药物

药物名称（单剂剂量）	常用用法
抗感染药物	
阿莫西林分散片（0.5g）	0.5~1g，一日 3~4 次
头孢呋辛酯（伏乐新）（0.5g）	0.5g，qd~bid
头孢羟氨苄胶囊（欧意 0.25g）	一次 0.5~1.0g，一日 2 次
头孢拉定胶囊（泛捷复）（0.25g）	0.25~0.5g，q6h
头孢克洛分散片（恒运）（0.125g）	0.25g，tid
头孢克洛胶囊（0.25g）	0.25~0.5g，tid
头孢丙烯分散片（0.25g）	0.5g，qd~bid
头孢地尼分散片（100mg）	100mg，tid
头孢克肟片（0.1g）	0.1~0.2g，bid

续表

药物名称（单剂剂量）	常用用法
莫西沙星(拜复乐)(0.4g)	0.4g, qd
甲磺酸左氧氟沙星片（利复星）（0.1g）	0.1~0.2g, bid
乳酸左氧氟沙星分散片（0.1g）	0.1g, tid 或 0.2g, bid
盐酸环丙沙星胶囊（0.25g）	一次 0.5g（2 粒），一日 2 ~ 3 次，疗程 7 ~14d
甲磺酸吉米沙星（320mg）（韩国 52.8 元 / 片）	320mg, qd, 连用 5~7d
克拉霉素分散片（锋锐）（0.125g）	0.25~0.5g, q12h, 6~14d
罗红霉素软胶囊（0.15g）	150mg, bid；300mg, qd
阿奇霉素胶囊（希舒美）（0.25g）	0.5g, qd, 3d 或 0.5g, qd, 1d，继用 0.25g, qd, 4d
地红霉素肠溶片（0.125g）	500mg, qd
米诺环素胶囊（50mg）	首剂 200mg，以后 100mg, q12h
盐酸小檗碱（0.1g）	0.1~0.3g, tid
甲硝唑（0.2g）	0.2~0.4g, tid
磷酸奥司他韦胶囊（达菲胶囊）（75mg）	预防流感：75mg, qd, 7d 治疗流感：75mg, bid, 5d
阿昔洛韦（0.1g）	一次 0.2g，一日 5 次，共 10d；或一次 0.4g，一日 3 次，共 5d
伐昔洛韦（丽珠风 0.25g）	0.25g, q8h

续表

药物名称（单剂剂量）	常用用法
伐昔洛韦片（明竹欣）（0.3g）	一次 0.3g，一日 2 次，饭前空腹服用
利福平（0.15g）	0.45~0.60g/d，空腹顿服
异烟肼（0.1g）	0.3g，qd，顿服
乙胺丁醇片（0.25g）	15mg/kg，qd，顿服
吡嗪酰胺片（0.25g）	15~30mg/（kg·d），顿服
氟康唑胶囊（大扶康胶囊）（150mg）	成人隐球菌性脑膜炎和其他部位隐球菌感染：第 1 天 400mg，随后 200~400mg/d，但对隐球菌性脑膜炎，疗程一般至少为 6~8 周 念珠菌血症、播散性念珠菌病及其他侵袭性念珠菌感染：第 1 天 400mg，以后 200~400mg/d，根据临床反应可增至 400mg/d，疗程根据临床反应而定
氟康唑片（50mg）	同上
制霉素片（50 万 U）	50 万 ~100 万 U（1~2 片），tid
伏立康唑（威凡片）（200mg）	≥ 40kg，第 1 天 400mg，q12h，以后 200mg，q12h ＜ 40kg，第 1 天 200mg，q12h，以后 100mg，q12h

续表

药物名称（单剂剂量）	常用用法
伊曲康唑口服液（斯皮仁诺）（150ml）	预防用量：5mg/（kg·d），分 2 次服用 治疗用量：每次 200mg（2 量杯或 20ml），bid
呼吸专科口服药	
氨茶碱片（0.1g）	0.1g，q8h
茶碱缓释片（0.1g）	0.1~0.2g，q12h
磷酸可待因（可愈糖浆，100ml）	10ml，tid
复方福尔可定口服溶液（澳特斯 150ml）	10ml，tid
愈创甘油醚糖浆（120ml）	5~10ml，tid
盐酸氨溴索片（沐舒坦片）（30mg）	30mg，tid
盐酸氨溴索口服溶液（贝莱口服溶液）（100ml）	10ml，tid
乙酰半胱氨酸胶囊（富露施 0.2g）	0.2g，bid~tid
乙酰半胱氨酸胶囊（易维适胶囊）（0.2g）	0.2g，bid~tid
桉柠蒎肠溶软胶囊（切诺 0.3g）	0.3g，tid
复方甘草口服溶液（100ml）	5~10ml，tid
复方甘草片	3~4 片，tid
硫酸特布他林片（博利康尼片）（2.5mg）	1.25mg，bid~tid，1~2 周；每次 2.5mg，tid

续表

药物名称（单剂剂量）	常用用法
盐酸丙卡特罗片（美普清）（25μg）	50μg，qd（睡前服用）或 50μg，bid（清晨及睡前服用）
孟鲁司特（顺尔宁片）（10mg）	10mg，qn
N-乙酰半胱氨酸（富露施泡腾片）（600mg 片）	0.6g，qd~bid
盐酸伐地那非（艾力达）	治疗肺动脉高压 5mg，bid
枸橼酸西地那非片（万艾可片）（100mg）	治疗肺动脉高压 20mg，tid
波生坦片（全可利片）（125mg）	起始 62.5mg，bid，4 周，继用 125mg，bid
呼吸专科吸入药物	
异丙托溴铵气雾剂（爱全乐）	每次 2 喷，bid~tid（Max：每日 12 喷）
吸入用异丙托溴铵溶液（爱全乐雾化剂）	1~2ml（200~500μg），加入 NS2ml 中雾化吸入，bid
吸入用乙酰半胱氨酸溶液（富露施）	3ml，加入 NS3ml 中雾化，qd 或 bid
硫酸特布他林雾化液（博利康尼）	5mg（2ml），tid
硫酸沙丁胺醇吸入气雾剂（万托林）	1~2 喷，tid~q4h（Max：每日 8 喷）
可必特（异丙托溴铵；沙丁胺醇 2.5ml）	1 支，tid，雾化

续表

药物名称（单剂剂量）	常用用法
硫酸沙丁胺醇溶液（万托林雾化剂）	2.5~5.0mg（0.5~1ml），加入 NS2ml 中雾化吸入，bid~q6h
沙美特罗 + 丙酸氟替卡松（舒利迭干粉剂）	1 吸，bid(参见 GINA 方案）
布地奈德气雾剂（普米克气雾剂）	1~2mg，bid（参见 GINA 方案）
布地奈德粉吸入剂（普米克都保）	200~800μg/d，分 1~2 次（参见 GINA 方案）
布地奈德混悬液（普米克令舒）	成人一次 0.5~1mg，bid
丙酸氟替卡松吸入气雾剂（辅舒酮）	100~1000μg，bid（参见 GINA 方案）
富马酸福莫特罗粉（奥克斯都保）	1~2 吸，bid（Max：每日 8 吸）（参见 GINA 方案）
布地奈德福莫特罗粉吸入剂（信必可都保）	每次 1~2 吸，bid（参见 GINA 方案）
噻托溴铵粉吸入剂（思力华）	1 粒（18μg），qd（参见 GINA 方案）
噻托溴铵喷雾剂	每次吸入 2 撤（2.5μg），每日吸入 1 次
血液系统用药	
利可君片（20mg）	20mg，tid
升白胺（盐酸小檗胺片）（28mg）	112mg，tid
去甲斑蝥素（5mg）	5~15mg，tid

续表

药物名称（单剂剂量）	常用用法
心血管系统用药	
波依定（非洛地平缓释片）（5mg）	开始治疗剂量 5mg，qd 维持剂量 5~10mg，qd
拜新同（硝苯地平控释片）（30mg）	30mg，qd
硝苯地平缓释片（10mg）	10~20mg，bid
苯磺酸氨氯地平片（络活喜）（5mg）	5mg，qd
苯磺酸左旋氨氯地平片（施慧达）（2.5mg）	2.5mg，qd
马来酸氨氯地平片（宁立平）（5mg）	5mg，qd
盐酸尼卡地平（佩尔缓释胶囊）（40mg）	40mg，bid
拉西地平片（司乐平）（4mg）	4mg，qd
盐酸地尔硫䓬缓释胶囊（合贝爽）（90mg）	90mg，qd~q12h
盐酸地尔硫䓬片（合心爽）（30mg）	30~90mg，q6h~q8h
卡托普利片（开博通片）（12.5mg）	12.5mg，bid~tid
酒石酸美托洛尔片（倍他乐克片）（50mg）	6.25~50mg，bid
盐酸阿罗洛尔片（阿尔马尔片）（10mg）	10mg，bid~tid

药物名称（单剂剂量）	常用用法
阿替洛尔（25mg）	开始每次 6.25~12.5mg，bid，按需要及耐受量渐增至 50~200mg
富马酸比索洛尔片（博苏、康忻）（5mg）	2.5~10mg，qd
盐酸拉贝洛尔片（50mg）	100mg，bid~tid
缬沙坦胶囊（代文）（80mg）	80mg，qd
氯沙坦钾片（科素亚）（50mg）	50~100mg，qd
厄贝沙坦片（安博维）（0.15g）	0.15g，qd
氯沙坦钾/氢氯噻嗪片（海捷亚 62.5mg）	1 片，qd
盐酸贝那普利片（洛汀新）（10mg）	10mg，qd
福辛普利钠片（蒙诺）（10mg）	10mg，qd
培哚普利片（雅施达）（4mg）	4mg，qd
马来酸依那普利片（依苏）（10mg）	5~10mg/d，分 1~2 次服，一般有效剂量为 10~20mg/d（Max40mg/d），不宜与潴钾利尿剂合用
马来酸依那普利片（悦宁定）（5mg）	5mg，qd
氟伐他汀钠胶囊（来适可）（40mg）	20~40mg，qd

续表

药物名称（单剂剂量）	常用用法
阿托伐他汀钙片（立普妥）（20mg）	起始 10mg，qd，剂量范围为 10~80mg/d
阿托伐他汀（阿乐）（10mg）	10~20mg，qn
辛伐他汀片（舒降之）（20mg）	5~40mg，qn
辛伐他汀（10mg）	5~40mg，qn
普伐他汀钠片（普拉固）（20mg）	20mg，qn
匹伐他汀（2mg）	1~2mg，qn
盐酸曲美他嗪片（万爽力）（20mg）	20mg，bid~tid
吲达帕胺（2.5mg）	2.5mg，qd
硝酸甘油片（0.5mg）	0.25~0.5mg，舌下含服。每 5min 可重复 1 片，直至疼痛缓解
硝酸异山梨酯片（5mg）	5~10mg，bid~tid；舌下给药一次 5mg，缓解症状
单硝酸异山梨酯缓释片（欣康）（20mg）	20mg，bid
单硝酸异山梨酯缓释片（依姆多）（60mg）	30mg 或 60mg，qd，清晨服用
盐酸胺碘酮片（0.2g）	0.4~0.6g/d，分 2~3 次服，1~2 周 0.2~0.4g/d 维持，部分患者可减至 0.2g，每周 5 天或更小剂量维持

续表

药物名称（单剂剂量）	常用用法
美西律（50mg）	首次 200~300mg，必要时 2h 后再服 100~200mg
普罗帕酮（50mg）	1 次 100~200mg，一日 3~4 次
盐酸维拉帕米缓释片（0.24g）	起始剂量 120~180mg，清晨口服一次。根据每周评定的疗效和安全性，并在上一剂量后 24h 才可增加剂量
抗过敏用药	
氯雷他定（开瑞坦片）（10mg）	10mg，qd
马来酸氯苯那敏片（4mg）	4mg，tid
盐酸西替利嗪片（仙特明）（10mg）	10mg，qd
内分泌系统用药	
拜唐苹（阿卡波糖片）（50mg）	50mg，tid（用餐前即刻嚼服）
格华止（盐酸二甲双胍片）（500mg）	起始 850mg，qd 或 500mg，bid（饭中或饭后吞服），以后逐渐加量。一般常用剂量是 500mg，tid；850mg，bid。应在饭中或饭后吞服
盐酸二甲双胍肠溶片（0.25g）	0.25g，bid~tid（餐前半小时服用）（Max：2g/ 日）
格列本脲（2.5mg）	半片 ~1 片，tid，餐前服用

续表

药物名称（单剂剂量）	常用用法
格列吡嗪（5mg）	半片~1 片, tid, 餐前 30min 服用
格列吡嗪控释片（瑞易宁）（5mg）	5mg, qd, 与早餐同服
格列美脲片（亚莫利）（2mg）	1~4mg, qd, 早餐前服用
那格列奈（唐力）（120mg）	120mg, tid, 餐前服用
格列喹酮片（糖适平片）（30mg）	15~120mg/d（餐前半小时），分 3 次
马来酸罗格列酮片（文迪雅）（4mg）	4mg, qd
瑞格列奈片（诺和龙）（1mg）	0.5mg（餐前 15min 内），如需要可每周或每 2 周作调整（Max16mg/d）
盐酸吡格列酮片（艾汀）（30mg）	15~30mg, qd
消化系统用药	
乳果糖口服溶液（杜密克口服溶液）（15ml）	严重便秘：起始剂量 30~45ml/d, 维持剂量 15~25ml/d 中度便秘：起始剂量 15~30ml/d, 维持剂量 10~15ml/d 轻度便秘：起始剂量 15ml/d, 维持剂量 10ml/d
甘草酸二铵胶囊（甘利欣胶囊）（50mg）	150mg, tid
水飞蓟素胶囊（利加隆）	1 粒, tid

药物名称（单剂剂量）	常用用法
水飞蓟宾葡甲胺片	2~4 片，tid
联苯双酯滴丸	5~10 粒，tid
葡醛内酯（50mg）	100~200mg，tid
吉法酯片（惠加强）	2 片，tid
枸橼酸铋钾片（丽珠得乐）	一次 1 粒，qid，前 3 次于三餐前半小时，第 4 次于晚餐后 2h 服用；或 bid，早晚各 2 粒
枸橼酸铋雷尼替丁胶囊（舒威）	1 粒，bid，餐前服用
西咪替丁片（泰胃美片）（0.8g）	0.2~0.4g，bid~qid，餐后及睡前服；0.8g，qn
法莫替丁片（信法丁、高舒达片）（20mg）	20mg，bid，早、晚餐后或睡前服
奥美拉唑肠溶胶囊（10mg）	20mg，qd~q12h
奥美拉唑镁肠溶片（洛赛克 MPUS 肠溶片）（20mg）	20~40mg，qd
埃索美拉唑镁肠溶片（耐信）（20mg）	20~40mg，qd
兰索拉唑肠溶胶囊（达克普隆）（30mg）	15~30mg，qd
雷贝拉唑钠肠溶片（安斯菲肠溶片）（20mg）	20mg，qd
泮托拉唑钠（泰美尼克肠胶囊）（20mg）	40mg，qd
磷酸铝凝胶（吉维乐）	1~2 包，bid~tid

药物名称（单剂剂量）	常用用法
多潘立酮片（吗丁啉片）（10mg）	10mg，tid
枸橼酸莫沙必利分散片（新络纳）（5mg）	5mg，tid
盐酸伊托必利胶囊（伊天胶囊）（50mg）	50mg，tid
甲氧氯普胺片（胃复安）	5~10mg，tid
昂丹司琼（4mg）	8mg，q12h 或 q8h，化疗结束后连用 5d
乳酶生片	2~6 片，tid，餐前服用
达吉胶囊（复方消化酶）	一次 1~2 粒，tid，饭后服
得美通（胰酶肠胶囊）（0.15g）	一次 0.3~1g，1.5~3g/d
蒙脱石散剂(思密达散剂)（3g）	1 袋，tid
消脱止	2 片，tid，餐前服用；痔疮
匹维溴铵片（得舒特）（每片 50mg）	每日 4 片
马来酸曲美布汀片（舒丽启能）	1~2 粒，tid；肠易激
盐酸洛哌丁胺胶囊（易蒙停胶囊）（2mg）	起始剂量 4mg，每次不成形便后 2mg(Max: 16mg/d)
地衣芽孢杆菌活菌胶囊（整肠生胶囊）（0.25g）	0.5g，tid

续表

药物名称（单剂剂量）	常用用法
双歧杆菌三联活菌胶囊（培菲康）	2~4 粒，bid
曲匹布通片（40mg）	1 片，tid，饭后服用；利胆
熊去氧胆酸胶囊(优思弗)	2 粒，qn
茴三硫（胆维他）	1 粒，tid
补达秀缓释片（0.5g）	0.5~1.0g，bid
枸橼酸钾溶液（10ml）	20~30ml，tid

四、其他常用药物

1. 肠内营养药物

（1）百普力（500ml，500kcal）。

（2）百普素：每袋125g（500kcal）先注入50ml冷水，加入本品1袋，充分混合。待粉剂完全溶解后，再加冷水至500ml，轻轻搅拌混匀即可。

（3）能全力［肠内营养混悬液（tPF）］：每瓶500ml，750kcal。

（4）瑞代（肠内营养乳剂）：500ml，450kcal。

（5）瑞高（肠内营养乳剂）：500ml，750kcal。

（6）瑞能（肠内营养乳剂）：200ml，650kcal。

以上均为特殊适应证用药，适用于肠功能不全（低位肠瘘、短肠综合征）；严重烧伤；危重患者较长时间不能进食。

2. 肠外营养药物

（1）乐凡命［复方氨基酸注射液（18AA-Ⅱ）］：8.5%/250ml，N14g；11.4%/250ml，N18g。

（2）复方氨基酸（9AA）：250ml；适合肾功能不全患者。

（3）复方氨基酸（3AA）：250ml；适合肝功能不全患者。

（4）英脱利匹特（脂肪乳）：20%/250ml，500kcal；30%/250ml，750kcal。

（5）力能［中/长链脂肪乳注射液（20%）］：250ml，500kcal。

（6）水乐维他（注射用水溶性维生素）：每支10ml。

（7）格列福斯（甘油磷酸钠注射液）：每支10ml。

（8）维他利匹特［脂溶性维生素注射液（Ⅱ）］：每支10ml。

（9）安达美［多种微量元素注射液（Ⅱ）］：每支10ml。

（10）卡文［脂肪乳氨基酸（17）葡萄糖（11%）注射液］：1920ml，1400kcal。

以上均为特殊适应证用药，适用于：①大面积及严重创伤；②外科疾病伴有肠功能障碍；③危重患者较长时间不能进食。

3. 镇痛、麻醉剂

（1）芬太尼：每支0.1mg。

（2）注射用盐酸瑞芬太尼（瑞捷）：每支1mg。

（3）枸橼酸舒芬太尼注射液（舒芬尼注射液）：50μg/ml。

（4）枸橼酸舒芬太尼注射液：250μg/5ml；50μg/ml。

（5）吗啡：每支10mg。

（6）盐酸哌替啶（杜冷丁）：每支50mg。*仅限医院内使用，处方为一次量。

（7）曲马多注射液（舒敏）：每支0.1g。

（8）地西泮注射液（安定）：10mg/2ml。

（9）咪达唑仑注射液（力月西）：每支10mg。

（10）马来酸咪达唑仑片（多美康）：15mg，8片/盒。

4. 常用胰岛素制剂

常用胰岛素制剂，见表 2-3。

表 2-3　常用胰岛素制剂

商品名	通用名	规格
中性胰岛素注射液	中性胰岛素注射液	400U
甘精胰岛素（来得时）	长效胰岛素	300U
甘舒霖 30R 注射液	30/70 混合重组人胰岛素注射液	300U
优泌林 70/30 注射液	精蛋白锌重组人胰岛素混合注射液	300U 笔芯
优泌林 N 注射液	精蛋白锌重组人胰岛素注射液	400U
优泌林 N 注射液		300U 笔芯
优泌林 R 注射液	重组人胰岛素注射液	400U
优泌林 R 注射液		300U 笔芯
诺和灵 30R 注射液	精蛋白生物合成人胰岛素（30R）	300U 笔芯
诺和灵 50R 注射液	精蛋白生物合成人胰岛素注射液（50R）	300U 笔芯
诺和灵 N 注射液	精蛋白生物合成人胰岛素注射液	400U
诺和灵 N 注射液		300U 笔芯

续表

商品名	通用名	规格
诺和灵 R 注射液	生物合成人胰岛素注射液	300U 笔芯
诺和灵 R 注射液		400U

注：短效胰岛素配制方法：0.9%NS20ml+ 短效胰岛素（RI）20U 持续静脉注射，即为 1U/ml

5. 盐酸精氨酸

5g/20ml，含 H^+、Cl^- 各 24mmol。

第 3 章

病房常规检查及操作规范

一、常规检查项目

1. 一般常规：三大常规（血、尿、便）、血型、生化、凝血四项、血气分析、红细胞沉降率、C反应蛋白（CRP）、D-二聚体、乙肝五项、丙肝抗体、HIV+TP、心电图、胸部X线片、超声（心脏彩超，腹部B超）。

2. 常用病原学、细胞学检查

（1）痰：细菌培养 + 药敏、真菌培养 + 药敏、痰脱落细胞、涂片找卡氏肺孢子菌、卡氏肺孢子菌PCR及镜检。

（2）咽拭子：各种呼吸道病毒核酸检查（具体可查阅OCS系统的感染微生物科检验部分）、细菌涂片、真菌涂片、细菌培养 + 药敏、真菌培养 + 药敏。

（3）血：培养 + 药敏（需氧、厌氧）、支原体及衣原体抗体、军团菌抗体、结核抗体、病毒六项（自费）、CMV-IgG、IgM、CMV-pp65、PCT、G试验（自费）、G-M试验（自费）。

（4）尿：涂片找细菌或真菌、中段尿培养 + 药敏、尿脱落细胞。

（5）便：涂片找细菌或真菌、便培养。

3. 体腔积液相关检查：常规、生化 +LDH+ADA（建议同时查血总蛋白、LDH及ADA以资比较）、培养、涂片、找肿瘤细胞、找抗酸杆菌、结核菌培养等。

4. 结核相关检查：PPD试验（5U）、结核抗体、痰查抗酸杆菌、结核菌培养（必要时）。

注意：PPD试剂为自费项目。

5. 肿瘤相关标志物：CEA、SCC、CA125、CA199、NSE、CYFRA-21、AFP、PSA（限男性）、铁蛋白等。

注意：胸腔积液肿瘤标志物检查为自费，需签订自费协议。若血肿瘤标志物某项异常，可以复查异常指标，但不能复查全部指标，否则亦视为自费。

6. 免疫功能相关检查：血清蛋白电泳、自身抗体十一项、体液免疫、风湿—类风湿、T 细胞亚群、补体 C3、C4、ANCA、ACE、抗心磷脂抗体、ANA、抗 ds-DNA、CCP、AKA、免疫肝病五项等。

7. 胸部 X 线片：正侧位。

8. 胸部 CT：胸部 CT 平扫（高分辨）、胸部 CT 增强扫描 / 三维成像增强、胸部 CT 三维重建（高分辨）、肺动脉 CT 三维成像等。

注意：1d 之内同一部位不能做 2 项检查，如胸部 HRCT 和 CTPA 应开 2 张申请单，分 2d 做；增强 CT、CTPA 需签订静脉注射含碘造影剂知情同意书，且需注意患者是否患有糖尿病，服用二甲双胍等药物，如服用，需停药至少 2d 后方可检查。

二、内生肌酐清除率

1. 肌酐是肌酸的代谢产物，在严格控制饮食条件和肌肉活动相对稳定的情况下，血浆肌酐的生成量和经尿的排出量较恒定，其变化主要受内生肌酐的影响。

2. 肌酐大部分从肾小球滤过，不被肾小管重吸收，极少量由肾小管分泌。单位时间内，肾脏可将多少毫升血浆中的内生肌酐全部清除，称为内生肌酐清除率（endogenous creatinine clearance rate，Ccr）。Ccr 可反映肾小球滤过率。

3. 24h 内生肌酐清除率（L/24h）= 尿肌酐 / 血肌酐 × 24h 尿量（L）。

4. 矫正内生肌酐清除率（L/24h）= 内生肌酐清除率 × 1.73/ 体表面积。

5. 体表面积（m^2）=［身高（cm）× 0.0061+ 体重（kg）× 0.0128］－ 0.1529。

6. 内生肌酐清除率的参考范围为 109~147L/24h（75.7~102.1ml/min）。

7. 对体形正常的患者可试用血清肌酐计算肌酐清

除率

Cockcroft: Ccr=[（140 - 年龄）× 体重(kg)]/[0.818 × Scr（μmol/L）]（女性：按计算结果 × 0.85）

正常值：成人男性 85~125ml/min；

成人女性 75~115ml/min；

新生儿 40~65ml/min。

8. 肾功能不全的患者需测定 4h 内生肌酐清除率以调整抗感染药物的用量。留取 4h 尿并测定尿肌酐总量，同时测定血浆肌酐浓度。

$$\frac{4h\ 内生肌酐清除}{率（ml/min）} = \frac{4h\ 尿肌酐总量（mg）\times 100}{血浆肌酐浓度（mg/dl）\times 240min}$$

正常值：80~120ml/min。

9. 临床意义

（1）内生肌酐清除率低于参考值的 80% 以下者，表示肾小球滤过功能减退。

（2）内生肌酐清除率低至 50~70ml/min，为肾功能轻微损害。

（3）内生肌酐清除率 31~50ml/min，为肾功能中度损害。

（4）内生肌酐清除率 30ml/min 以下，为肾功能重度损害。

（5）内生肌酐清除率低至 11~20ml/min，为早期肾功能不全。

（6）内生肌酐清除率低至 6~10ml/min，为晚期肾功能不全。

（7）内生肌酐清除率低于 5ml/min，为肾功能不全终末期。

三、凝血四项

凝血四项，见表 3-1。

表 3-1　凝血四项

英文名称	中文名称（简要释义）	正常范围
PPT（plasma prothrombin time）	血浆凝血酶原时间（外源性凝血功能的综合性检查）	9.60~13.00
PA（prothrombin activity）	凝血酶原活动度	80.00~120.00
PR（prothrombin ratio）	凝血酶原时间比值	0.80~1.20
INR（international normalized ratio）	国际标准化比值 = $\left(\dfrac{\text{患者 PPT}}{\text{正常 PPT}}\right)^{\text{ISI}}$	0.80~1.20
APTT（activated partial thromboplastin time）	活化部分凝血活酶时间（内源性凝血功能的综合性检查）	21.00~34.00s
Fbg（fibrinogen）	纤维蛋白原定量	170~400mg/dl
TT（thrombin time）	凝血酶时间（当纤维蛋白原减少或血液中有抗凝物质时，TT 延长）	14~21s

注意：

1. 如果 APTT 延长，PT、TT、Fbg 正常，临床上有出血，建议做凝血因子确定性实验，确定血友病类型；临床上无出血，建议做血浆因子Ⅶ的促酶活性检查，确定是否为因子Ⅻ缺乏症。

2. 如果 APTT、PT 均延长，TT、Fbg 均正常，建议做检查确定是否为因子Ⅱ、Ⅴ、Ⅸ、Ⅹ 或多个因子缺乏症。建议做肝功能检查，确定是否为肝脏疾病。

3. 如果 APTT、PT、TT 均延长，Fbg 降低，建议确定血液中是否存在抗凝物质，否则为低纤维蛋白原血症。

4. 如果 PT 延长，APTT、TT、Fbg 正常，见于 Ⅶ 因子缺乏症和双香豆素治疗早期。

5. 如果血凝常规与血小板均异常，建议做血管性血友病因子抗原和弥散性血管内凝血（DIC）方面的检查。

四、心脏超声正常参考值

朝阳医院心脏超声正常参考值，见表 3-2。

五、气管镜及内科胸腔镜检查

1. 气管镜检查用药医嘱：2% 利多卡因 10ml×4 支；生理盐水 250ml；肾上腺素 1ml×1 支。

2. 气管镜检查注意事项

（1）待心电图、血常规、血型、凝血四项、肝炎八项和 HIV+TP 结果回报后需再次请上级医师评估患者气管镜检查的安全性，确认后方可开具气管镜检查申请单。一般情况下第 2 天即可检查(以预约单的时间为准)。

注意：开具申请医嘱的当日下午请确认检查时间并签署知情同意书，开具检查日所需准备医嘱，通知家属检查日陪同。

（2）签署知情同意书，行 EBUS-TBNA 或 EBUS-GS 的患者还需签署自费协议书（水囊、穿刺针、外周活检套装等）。具体如下。① EBUS-TBNA 检查：超声内镜 800 元（自费）、超声水囊（呼吸）198 元（自费）、活检针（奥林巴斯）1612.8 元（自费）；② EBUS-GS 检查: 超声内镜 800 元(自费)、活检钳—奥林巴斯(k201) 2394 元（自费）。

表 3-2　心脏超声正常参考值

主动脉根部内径 <30mm			右房	横径 <40mm，长径 <50mm		肺动脉	Vmax<160cm/s
升主动脉内径 <35mm			室间隔	厚度 8~12mm			PGmax<10mmHg
左房前后径 <40mm				运动幅度 >5mm			ACT0.11s, RVET0.31s
左房横径 <40mm，长径 <50mm				与左室后壁呈逆向运动		左室收缩功能	收缩末期容积（ESV）24~75ml
左室	前后径	收缩末期 男 <35，女 <30mm	二尖瓣	开放幅度 >30mm			舒张末期容积（EDV）75~160ml
		舒张末期 男 <55，女 <50mm		EF 斜率 >70cm/s			心输出量（CO）4~6L
	后壁	厚度 8~12mm		瓣口面积 4~6cm^2			每搏量（SV）60~130ml/min
		运动幅度 8~15mm		前后叶呈逆向关系			射血分数（EF）M 型法 >60%A–L 法 >50%
	流出道宽度 >25mm			Ve130~150cm/s			缩短分数（FS）>30%
EPSS0~8mm				Va70cm/s		左室舒张功能	左室舒张早期充盈分数 >60%
右室	横径 <40mm			PGmax8mmHg			左室舒张晚期充盈分数 >30%
	前壁厚度 <5mm，运动幅度 >5mm			PGmean3mmHg			峰值流速 E/A>1
	流出道宽度 <30mm			PHT<80ms			充盈时间 E/A>1
	前后径 <25mm			DT0.15~0.23s			IRT0.08s
主肺动脉内径 <30mm			主动脉	Vmax<200cm/s		其他	
右肺动脉内径 <18mm				PGmax<16mmHg			
左肺动脉内径 <18mm							

（3）气管镜检查时，患者需摘除活动义齿，清洗鼻腔，穿宽松衣服，携带胸部 X 线片及胸部 CT，由主管医师陪同（应携带检查所需药物），主管医师负责开相关化验单并在检查后开具医嘱。

（4）检查当日早晨患者禁食水，术后 2h 内禁食水。

（5）行 TBLB 的患者，术后应注意有无胸痛、胸闷和发绀症状，若存在上述症状应及时行胸部 X 线片检查以了解有无气胸并给予相应处理。

3. 内科胸腔镜术前准备

（1）术前应有心电图、血常规、血型、凝血四项、肝炎八项和 HIV+TP 及肝功的结果。

（2）进行心肺功能评估，以确定患者是否能够耐受手术（患者需健侧卧位 30~40min）。

（3）对于危重患者或可能出血的患者，必要时术前配血。

（4）签署知情同意书。

（5）术前 1d，（健侧卧位下）在患侧腋前或中线处胸壁进行超声定位，了解胸腔积液的量及胸腔粘连情况，确认安全穿刺点。

（6）术前备皮，手术前禁食水 2 小时。

（7）主管医师随同送患者，同时携带以下物品：患者病历、影像资料（胸部 X 线片、CT 等）、胸腔闭式引流瓶 1 个、生理盐水 500ml、胸腔闭式引流胸壁穿刺套管（由各病区护士长保管）。

4. 内科胸腔镜术后注意事项：观察生命体征和引流量。必要时对症处理，如胸痛可给予止痛药物。术后第 2 天行胸部 X 线片检查，如无气体溢出可予夹管。术后第 3 天后复查胸部 X 线片，若肺复张良好可拔管。伤口 1 周后拆线。

六、支气管扩张体位引流

支气管扩张体位引流示意图，见图 3-1。

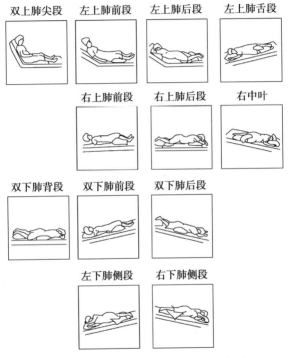

図 3-1　支气管扩张体位引流示意图

七、6 分钟步行试验（6MWT）操作规范

1. 适应证：评价中重度心肺疾病患者对治疗的反应情况；评价患者整体的功能状况。包括肺动脉高压、心力衰竭、COPD、间质性肺疾病、肺移植、肺减容术、肺切除术等。

2. 禁忌证

（1）绝对禁忌证：近 6 个月存在不稳定心绞痛或心肌梗死。

（2）相对禁忌证：静息状态下，心率超过 120 次/分，收缩压大于 180mmHg，舒张压大于 100mmHg。

3. 试验程序

（1）场地准备：长 30m 的走廊，每 3m 做出一个标记。折返点上放置圆锥形路标（如橙色的圆锥形交通路标）作为标记。在地上用色彩鲜艳的条带标出起点线。起点线代表起始点，也代表往返一次的终点。

（2）物品准备：抢救备用物品有氧气、硝酸甘油、阿司匹林和沙丁胺醇（定量吸入剂或雾化剂）、简易呼吸器、除颤仪。

操作应用物品有秒表（或倒计时计时器）、两个小型圆锥形路标用于标记折返点、椅子、轮椅、硬质夹板和工作记录表、血压计、脉氧仪。

（3）患者准备

1）穿着舒适，穿适于行走的鞋；

2）携带其日常步行辅助工具（如手杖）；

3）患者应继续应用自身常规服用的药物；

4）在清晨或午后进行测试前可少许进食；

5）试验开始前 2h 内应避免剧烈活动。

（4）操作步骤

1）患者在试验前 10min 到达试验地点，于起点附近放置一把椅子，让患者就座休息。核实患者是否具有试验禁忌证，确认患者穿着适宜的衣服和鞋。测量血压、脉搏、血氧饱和度，填写工作表的第一部分。

2）让患者站立，应用 Borg 评分对其基础状态下的呼吸困难情况做出评分（参见 Borg 评分及使用说明）。

3）按如下方式指导患者：

"这个检查的目的是在 6min 内尽可能走得远一些，您在这条过道上来回地走。6min 时间走起来很长，所以您要尽自己的全力，但请不要奔跑或慢跑。"

"您可能会喘不过气来，或者觉得筋疲力尽。您可以放慢行走速度甚至停下来休息。您可以在休息时靠在这面墙上，一旦您觉得体力恢复了，就应尽快继续往下走。"

"您需要绕着这两个圆锥形的路标来回走，绕这两个圆锥形路标时您不要有犹豫。"

"您准备好了吗？我们会记录您走过几个来回，您每次转身经过这条起点线时，我都会记录一次。请您牢记，试验需要您在 6min 内走出尽可能远的距离，是现在开始，还是等您准备好之后咱们再开始？"

4）将患者带领至起点处。在测试过程中，操作者始终站在起点线附近。不要跟随患者一同行走。当患者开始出发时，开始计时。

5）患者每次返回到起点线时，在工作表中标记出折返次数，要让患者看到这些行动。动作可以稍微夸张一些，就像短跑冲刺终点线上的裁判按下秒表一样。用平和的语调对患者讲话：

1min 后，对患者说（语调平和）："您做得不错。您还要走 5min。"

剩余 4min 时，对患者说："不错，坚持下去，您还要走 4 min。"

剩余 3min 时，对患者说："您做得很好，您已经走完一半了。"

剩余 2min 时，对患者说："不错，再坚持一会儿，只剩下 2min 了。"

只剩余 1min 时，告诉患者："您做得不错，只剩 1min 了。"

不要用其他言语鼓励患者，避免做出暗示患者加快步行速度的肢体语言。

距测试结束只剩下 15s 时，对患者说："过一会儿我会让您停下来，当我喊停时，您就停在原地，我会走到您那儿。"

计时 6min 时，对患者说："停下！"走到患者处。如果患者显得很劳累，推上轮椅。在他们停止的位置做好标记，比如放置一个物体或划上标记。

如果患者在试验过程中停了下来并要求休息，对患者说："如果您愿意，可以靠在这面墙上；当您觉得休息好了就尽快接着往前走。"不要中止计时器计时。如果患者未能走满 6min 就止步不前，并且拒绝继续测试（或操作者认为不宜再继续进行测试），将轮椅推至患者面前让其就座，终止其步行，将其步行的距离、中止时间以及未能完成试验的原因记录在工作表上。

6）试验结束后：向患者做出的努力表示祝贺，并给他一杯水。记录患者行走之后的 Borg 呼吸困难及疲劳程度评分，并询问患者："您觉得是什么原因使您不能走得更远一些？都有哪些不舒服？"测定 SpO_2、脉搏、血压并记录。

7）记录下患者最后一个来回中走过的距离，计算患者走过的总路程，数值四舍五入，以米为单位计算，并将计算结果记录到工作表上。

8）记录下患者结束后 1min 时的呼吸、SpO_2、脉搏、血压、Borg 呼吸困难评分并记录。

（5）注意事项

1）安全注意事项：①将抢救车安放于适当的位置，操作者熟练掌握心肺复苏技术，能够对紧急事件迅速做出反应；②出现以下情况考虑终止试验：胸痛、不能耐受的喘憋、步态不稳、大汗、面色苍白。

2）操作注意事项：①测试前不应进行"热身"运动；②患者日常服用的药物不要停用；③测试时，操作者注意力要集中，不要和其他人交谈，不能数错患者的折返次数。

3）对患者的指导：所有患者测试之前的一餐饮食必须清淡，并在测试开始前休息至少 20min。患者在测试当天仍应用平时使用药物。如患者在步行前需服用支气管扩张剂，应在测试前 5~30min 服用。患者应被告知穿着舒适的衣服和鞋进行测试。

4）6MWD 正常预计值

男性：757 × 身高（m）– 5.02 × 年龄（y）– 1.76 × 体重（kg）– 309

女性：211 × 身高（m）– 5.78 × 年龄（y）– 2.29 × 体重（kg）+667

附 C　6 分钟步行试验（6MWT）记录表

6min 步行试验（6MWT）记录表见表 3-3。

表 3-3　6min 步行试验

基本情况	姓名		病案号			
	性别		身高			
	年龄		体重			
目前诊断						
WHO / NYHA 功能分级						
服用药物	名称			剂量		
	时间	心率	呼吸	血压	Borg 呼吸困难评分	SpO$_2$
开始测试						
测试结束						
测试结束后 1min						
步行距离	总距离：____ 次 × 30m+ ____ m= ____ m					

续表

试验中患者出现的症状	
备注	中途是否有暂停或停止：N or Y 其他：

操作者：

时　间：

附 D　Borg 呼吸困难评分等级

Borg 呼吸困难评分，见表 3-4。

表 3-4　Borg 呼吸困难评分

0	一点也不
0.5	非常、非常轻微，几乎没被察觉
1	非常轻微
2	轻度
3	中度
4	有一些严重
5	严重
6	
7	非常严重
8	
9	
10	非常、非常严重（最大程度）

八、右心漂浮导管检查操作规范

1. 右心导管检查目的

（1）测定右心各腔室及肺动脉血氧饱和度、压力、肺毛细血管楔压、心排血量、肺血管阻力等指标。

（2）明确肺动脉高压原因（特别是明确是否存在

先天性心脏病等）。

（3）先天性心脏病术前检查和评估。

（4）进行急性肺血管反应性试验。

2. 右心导管检查禁忌证: 无绝对禁忌证, 相对禁忌证。

（1）急性感染期。

（2）右房、室存在栓塞或肿瘤, 容易脱落。

（3）严重肝肾功能不全者。

（4）有明显出血倾向者。

（5）血流动力学不稳定者。

（6）未控制的严重心力衰竭和严重肺动脉高压。

3. 右心导管检查术前和术后注意事项

（1）备皮, 完善常规化验, 和患者及家属谈话、签字, 交代右心导管检查的必要性和可能出现的意外情况。

（2）若为股静脉穿刺需要沙袋压迫 1~2h, 卧床 6h, 同时有动脉穿刺者沙袋压迫 4~6h, 卧床 12h。

（3）术后密切观察生命体征、出血等情况。

4. 右心导管静脉穿刺路径

（1）颈内静脉。

（2）锁骨下静脉。

（3）肘正中静脉或贵要静脉。

（4）股静脉。

5. 导管检查器材准备

（1）导管和导丝: 5F-6F 端侧孔导管、Swan-Ganz 导管等, 常用导丝 150cm 长、0.035 英寸普通直头导丝、"J" 形头导丝等。

（2）静脉穿刺针、5F-8F 静脉或动脉鞘管。

（3）多导生理记录仪、监测心电图和压力的变化。

（4）血气分析仪用于及时测定取血样标本的血氧饱和度。

6. 操作步骤

（1）术前穿刺部位备皮, 消毒。

（2）建立静脉通路, 连接心电图监测, 调整好导管测压装置，必要时连接好肱动脉血压监测。

（3）静脉穿刺，送入导管至右心各部位，取血样测定血氧饱和度，测定各部位压力。

（4）利用漂浮导管测定肺毛细血管楔压和测定心排血量。

7. 压力和血氧饱和度测量注意事项。

（1）测压时必须保证导管、三通管、压力延长管、换能器的连接严密和通畅。导管、三通管、压力延长管必须定时用肝素水冲洗。排气要完全，避免气泡和血凝块堵塞导管影响压力测定。如发现压力波形与导管位置不符，需仔细检查。每次测压前必须重新校零，以避免零点漂移带来的误差。

（2）测压取血时要保持准确、良好的导管位置。正确的导管位置是游离于心脏、大血管腔内，如导管头端顶在血管壁或心腔壁上，则会取血困难，测压不准确。测压时不要触动导管，以保证测压的稳定性。

（3）如果需要测定血氧饱和度，在每个部位取血氧时必须充分冲洗导管，并先用 10ml 注射器抽取 2~4ml 导管内（前一个部位）残留血液后再用 5ml 注射器取血样标本。

8. 右心导管检查需要测量和计算的指标

（1）身高、体重、体表面积、基础热量。

（2）右房压：A 波 /V 波 / 平均压（A/V/M）。

（3）右心室压力：收缩压 / 舒张压 / 平均压（S/D/M），右室舒张末压（EDP）。

（4）肺动脉压力：收缩压 / 舒张压 / 平均压（S/D/M）。

（5）肺毛细血管楔压。

（6）全肺阻力和肺小动脉阻力，肺循环阻力指数和体循环阻力指数。

（7）体动脉压力：收缩压 / 舒张压 / 平均压（S/D/M）。

（8）心排血量及心排血指数。

（9）右心腔分段取血的血氧饱和度。

9. 心排血量的测定方法：Fick 法和标准热稀释法或连续热稀释法。

（1）Fick 法：曾经是测量心排血量的"金标准"，是根据 Adolph Fick 在 19 世纪 70 年代提出的理论发展起来的。Fick 认为，某个器官对一种物质的摄取或释放是流经这个器官的血流量和动静脉血中这种物质的差值的乘积。

1）Fick 法的局限性：在测量过程中，患者必需处于生理学稳定状态，而大多数需要心排血量测量的患者都是危重患者，也就是"不稳定状态"。

氧耗量是根据正常人年龄、性别和体表面积估算出来的，而患者基础代谢与正常人不同，有创检查时的不适和紧张进一步影响代谢状况，使患者实际氧耗量与估算值不符。

肺血管病患者多数伴有动脉低氧血症，当动脉血氧饱和度 < 95% 时如何估算肺静脉血氧饱和度并无统一标准。

2）血氧饱和度判断

体动脉血氧饱和度：多以股动脉血为准。

混合静脉血氧饱和度：采用上下腔血氧饱和度的平均值。

肺动脉血氧饱和度：以肺动脉血实测值为准。

肺静脉血氧饱和度：如能取到肺静脉血（如右心导管经房缺进入肺静脉）则以实测值为准。多数情况下不能直接取得肺静脉血氧饱和度，采取以下方法估测：①当存在心内分流性先天性心脏病时，如果体动脉饱和度 > 95% 时，肺静脉血饱和度以 100% 计算；如果体动脉血饱和度 < 95% 时，肺静脉血饱和度以 95% 为准。②当不存在心内分流先天性心脏病时（如特发性肺动脉高压等），肺静脉血氧饱和度按股动脉血氧饱和度计算。但如果存在肺动脉高压导致的卵圆

孔开放引起的右向左分流，那么肺静脉血氧饱和度按98%计算。

3）氧耗量计算：氧耗量直接测定比较繁琐，临床上常采用体表面积和基础热量推算法间接测定每分钟氧耗量。

（2）标准热稀释法(间断心排血量–Bolus 测定法)：运用染料/指示剂稀释原理，利用温度变化作为指示剂，将一定量的已知温度的液体通过导管快速注入右心房，冰冷的液体与心内血液混合，使其温度降低，由内置在导管里的热敏电阻感知到这种温度的下降，得到一条相似的"时间—温度曲线"。

1）正确的导管位置：漂浮导管顶端必需位于主肺动脉内才能获取准的心排血量，同时确认是否有正确的右房压力波形、正确的肺动脉压力波形、标准的球囊充气容量。

2）如何减少测量数据误差：肺动脉内血温度和注射盐水温度之差应该至少在 10℃以上；必须在 4s 内将10ml 冰盐水快速平稳地注射到漂浮导管的近端腔（位于右心房）内，至少用 3 次心排血量值进行加权平均；两次注射需间隔 70s 以上；最好由一个人操作；删除和平均值相差 10% 以上的测定值。

（3）连续热稀释法（连续心排血量测定法）：利用漂浮导管内置的热敏导丝连续向血液内发放小的脉冲能量，通过肺动脉漂浮导管记录主肺动脉末端处的血温变化，发放的能量曲线与血温变化波形之间存在相关解码关系，由此获得冲击波形——稀释曲线，依据热量守恒的定律（改良的 Stewart–Hamilton 公式）计算出心排血量。目前临床上多采用爱德华公司的 Vigilance®连续血流动力学/氧动力学监测系统来测定心排血量，严格按照仪器操作规程来操作。

九、急性血管反应试验操作规范

1. 适应证：动脉型肺动脉高压患者（WHO 肺动脉高压分类中的第一大类，包括特发性肺动脉高压、遗传性肺动脉高压、药物和毒物所致肺动脉高压、结缔组织病相关性肺动脉高压、先天性心脏病相关性肺动脉高压、门脉高压相关性肺动脉高压、HIV 感染相关性肺动脉高压等）、慢性血栓栓塞性肺动脉高压患者（WHO 肺动脉高压分类中的第四大类）。

2. 禁忌证：怀疑肺静脉闭塞病和（或）肺毛细血管瘤样增生症的患者该试验应列为禁忌。下列情况为相对禁忌证：

（1）急性感染性疾病；

（2）碘过敏或有显著的过敏体质（造影时禁忌）；

（3）严重心律失常，尤其是室性心律失常，起搏器植入者；

（4）严重的心力衰竭未纠正者；

（5）严重的肝、肾功能不全；

（6）凝血机制障碍；

（7）严重高血压、发热、糖尿病、洋地黄中毒；

（8）严重的甲状腺功能亢进；

（9）严重的电解质紊乱；

（10）严重的低氧血症；

（11）女性月经期。

3. 术前准备

（1）化验检查：血、尿、便常规，血型，血气分析，肝、肾功能，出、凝血时间，肝炎，甲状腺功能、HIV + TP 相关检查等。

（2）胸部 X 线片、胸部 CT、心电图、超声心动图（明确是否存在血管畸形）、6min 步行试验等检查。

（3）备皮（多经右侧颈内静脉穿刺，但常规会阴部亦备皮以备用）。

（4）术前谈话，签署手术知情同意书（血管造影、深静脉穿刺、Swan-Ganz 导管、急性血管反应试验）；万他维为自费药物，每支 550.00 元，试验用药 1 支，需签署自费协议。

（5）术前 6h 禁食水。

（6）术前药物应用问题：术前应用低分子肝素者，检查当天早晨暂停一次。术前口服华法林者，术前应尽早停药使 PT-INR 小于 1.5。如果停药前 PT-INR 小于 2.0，停药的同时应用低分子肝素，监测 PT-INR 直到 PT-INR 小于 1.5；如果停药前 PT-INR 大于 3.0，直接停药，监测 PT-INR，如果 PT-INR 小于 2.0，应用低分子肝素至检查前停用 1 次低分子肝素。长期应用高血压、冠心病治疗药物者，继续常规应用；无高血压、冠心病但服用钙离子拮抗剂者，术前至少 36~48h 停药（停药后观察患者耐受情况，若症状加重需恢复用药）。

（7）物品准备：惠普多参数监护仪、压力插件及导线、输入键盘、Vigilance 持续心排监测仪及导线（以上物品在呼吸一病区）；Swan-Ganz 导管及导管鞘，血气穿刺针 4 个；20ml 注射器 2 个，5ml 注射器 1 个；黄（或红）帽管 1 个，紫帽管 6 个；（以下物品由介入放射科准备）压力套装、各种穿刺针等。

（8）抢救物品：除颤仪、简易呼吸器、氧气袋、吸氧管、抢救药物（阿托品、肾上腺素、可达龙（胺碘酮）、毛花苷 C（西地兰）、地塞米松、尼可刹米（可拉明）、洛贝林等）。

（9）术前 1d 主管医师开临时医嘱：

1）拟于明日行肺动脉造影右心异常及急性血管反应试验；

2）留置外周静脉针；

3）术前禁食水 6h；

4）万他维 1 支；

5）会阴部备皮；

6）0.9% NaCl 20ml、0.9% NaCl 100ml；

7）Swan-Ganz 导管及导管鞘；

8）血气分析申请单 4 份。

9）介入科会诊。

备注：其中 1）、2）、3）条为嘱托类医嘱；除上述物品外，检查当天主管医师携带患者病历及影像学资料（胸部 X 线片或胸部 CT）。携带冰袋和冰盐水和塑料桶，同时注意在冰箱中储存更多的冰袋和冰盐水以利后续患者备用。

（10）术后注意事项：嘱患者半卧位，静脉穿刺处制动 4~6h，注意局部出血情况；嘱患者多饮水；注意肾功能变化。

4. 操作步骤

（1）多参数监测的准备：患者平卧于手术台，连接心电图、无创血压、经皮血氧饱和度、呼吸等监测系统；开启并备好惠普多参数监护仪、Vigilance 持续心排监测仪，将患者身高、体重等基本资料输入 Vigilance 持续心排监测仪，备用。

（2）静脉穿刺：颈内静脉或股静脉入路，采用 seldinger 技术穿刺静脉，局部常规消毒，铺巾，局部麻醉。①颈内静脉穿刺：常规穿刺右侧颈内静脉，让患者头偏向左侧，在胸锁乳突肌胸骨头、锁骨头构成的颈三角内，在此三角形顶点，触摸颈动脉搏动，在搏动点外侧进行穿刺。针轴与皮肤呈 30°，针尖指向同侧乳头，向下缓慢进针，边进针边抽吸，抽到血液后交换导丝，置换导管鞘。②股静脉穿刺：于腹股沟韧带下方约 1~3cm 处，左手触摸股动脉搏动，于其内侧约 0.5cm 处进针，针尖斜面向上，与皮肤夹角约 20°~40°，针向内侧约 10°~15° 并向上缓慢进针，进针时抽吸，有血液回流时停止，交换导丝，置换导管鞘。

（3）置入导管：置入导管后，连接压力插件，监测压力波形，判断导管位置。进入右房后可将球囊充气，易于进入右室及肺动脉，在进入肺动脉后将气囊放掉。

（4）获取基础资料

1）记录心率、血压、血氧饱和度；

2）连接心排监测系统与漂浮导管后，开始心排血量测定；

3）确认漂浮导管位置后，记录肺动脉压力；

4）测定 CVP；

5）测定 PAWP；

6）分别抽取肺动脉血和股动脉血，测定血气分析。

根据以上数据进行血流动力学和氧动力学计算。

注意：最初的心排血量测定值可能存在相对较大的波动，应等待多次测定，数值稳定后再记录。

（5）应用急性血管反应药物：依洛前列素 $20\mu g$，加入雾化器中，开始雾化吸入，直至药物雾化完毕（约 15min）。在吸入药物过程中，注意患者有无不适，注意监测患者心率、血压、氧合等指标变化。

（6）再次获取资料：吸药完毕后，再次收集相关数据。记录心率、血压、经皮血氧饱和度、肺动脉压力、心排血量，测定 CVP，测定 PAWP，再次抽取肺动脉血和股动脉血，测定血气分析。根据以上数据进行血流动力学和氧动力学计算。

（7）拔除导管，压迫止血：压迫不宜用力过大，压迫穿刺点即可，没有损伤动脉则较易止血，大约 10~15min 即可，然后加压包扎。注意：不宜过紧，防止血栓形成。

（8）术中注意事项：在操作过程中，应由专人关注血压、氧合、心率的变化，保证 SpO_2 大于 90%，如出现心律失常应停止操作，对症处理。

（9）返回病房：返回病房途中及回病房后，给予患者吸氧；术后勿剧烈活动，注意观察穿刺点有无渗血等情况，股静脉穿刺者需卧床 6~8h。嘱患者多饮水；注意肾功能变化。

第 4 章

病房常见疾病及状态诊疗规范

一、肿瘤化疗相关问题及注意事项

1. 肺癌 TNM 分期

首先需完善下列检查：

● 胸部增强 CT；

● 腹部 B 超，肾上腺 B 超；

● 头颅 MRI 平扫 + 增强（如有禁忌，可行头颅 CT 平扫 + 增强）；

● 全身骨扫描。

（1）非小细胞肺癌（NSCLC）（AJCC 第八版）

大部分肺癌患者的胸腔积液（或心包积液）是由肿瘤引起的。但如果胸腔积液（或心包积液）的多次细胞学检查未能找到癌细胞，胸腔积液（或心包积液）又是非血性或非渗出性的，临床判断该胸腔积液（或心包积液）与肿瘤无关，这种类型的胸腔积液（或心包积液）不影响分期。AJCC 第八版分期见表 4-1。

（2）小细胞肺癌的分期：美国退伍军人医院的肺癌研究组在 1973 年制定了比较简便的分期方法：局限期和广泛期。

局限期定义病变局限在一侧胸腔，可包含于单个放射野内。

广泛期定义超过局限期的病变。

NCCN 将恶性胸腔积液、心包积液归为广泛期。

目前国内常用的局限期定义为病变于一侧胸腔、纵隔、前斜角肌及锁骨上淋巴结，但不能有明显的上腔静脉压迫、声带麻痹和恶性胸腔积液。

对于接受外科手术的患者采用国际肺癌研究会（IASLC）第八版分期标准。

表 4-1　TNM 的定义及临床分期

	原发肿瘤（T）分期		区域淋巴结（N）分期		远处转移（M）分期
Tx	原发肿瘤大小无法测量；或痰脱落细胞、支气管冲洗液中找到癌细胞，但影像学检查和支气管镜检查未发现原发肿瘤	Nx	淋巴结转移情况无法判断	Mx	无法评价有无远处转移
T0	没有原发肿瘤的证据	N0	无区域淋巴结转移	M0	无远处转移
Tis	原位癌				
T1a	原发肿瘤最大径 ≤ 1cm，局限于肺和脏层胸膜内，未累及主支气管；或局限于管壁的肿瘤，不论大小	N1	同侧支气管或肺门淋巴结转移	M1a	胸膜播散（恶性胸腔积液、心包积液或胸膜结节）

	原发肿瘤（T）分期		区域淋巴结（N）分期		远处转移（M）分期
T1b	原发肿瘤最大径 > 1cm，≤ 2cm，其他同 T1a			M1b	单发转移灶 原发肿瘤对侧肺叶出现卫星结节；有远处转移（肺 / 胸膜外）
T1c	原发肿瘤最大径 > 2cm，≤ 3cm			M1c	多发转移灶，其余同 M1b
T2a	原发肿瘤最大径 > 3cm，≤ 4cm；或具有以下任一种情况：累及主支气管但未及隆突；累及脏层胸膜；伴有部分或全肺、肺炎肺不张		N2	同侧纵隔和（或）隆突下淋巴结转移		
T2b	肿瘤最大径 > 4cm，≤ 5cm；其他同 T2a				

续表

	原发肿瘤（T）分期		区域淋巴结（N）分期	远处转移（M）分期
T3	肿瘤最大径 > 5cm，≤ 7cm，或具有以下任一种情况：累及周围组织胸壁、心包壁；原发肿瘤同一肺叶出现卫星结节	N3	对侧纵隔和（或）对侧肺门，和（或）同侧或对侧前斜角肌或锁骨上区淋巴结转移	
T4	肿瘤最大径 > 7cm，或侵及脏器：心脏、食管、气管、纵隔、横膈、隆突或椎体；原发肿瘤同侧不同肺叶出现卫星结节			

表 4-2　TNM 的临床分期

	N0	N1	N2	N3
T1a	Ⅰ A1	Ⅱ B	Ⅲ A	Ⅲ B
T1b	Ⅰ A2	Ⅱ B	Ⅲ A	Ⅲ B
T1c	Ⅰ A3	Ⅱ B	Ⅲ A	Ⅲ B
T2a	Ⅰ B	Ⅱ B	Ⅲ A	Ⅲ B
T2b	Ⅱ A	Ⅱ B	Ⅲ A	Ⅲ B
T3	Ⅱ B	Ⅲ A	Ⅲ B	Ⅲ C
T4	Ⅲ A	Ⅲ A	Ⅲ B	Ⅲ C
M1a	Ⅳ A	Ⅳ A	Ⅳ A	Ⅳ A
M1b	Ⅳ A	Ⅳ A	Ⅳ A	Ⅳ A
M1c	Ⅳ B	Ⅳ B	Ⅳ B	Ⅳ B

2. 肺癌标准诊断

（1）肺癌的诊断应包括：原发肿瘤的部位，组织学类型以及分期；曾行的手术切除以及放、化疗的情况；全身转移的情况；并发的阻塞性肺炎以及多浆膜腔积液的情况；化疗后出现的副反应情况（如血液性毒性）等。

（2）诊断举例如下：

右侧（左侧）肺叶（右上叶、右中叶、右下叶、左上叶、左下叶）中央型（周围型）组织学类型（鳞状细胞癌、腺癌、腺鳞癌、小细胞肺癌、大细胞肺癌）cTNM（术后 pTNM）

肺叶切除术后

第？次化疗

脑转移（骨转移、纵隔淋巴结转移等）放疗后

阻塞性肺炎

骨转移（肝转移、肾上腺、远处淋巴结、双肺多发转移等）

右侧（左侧）胸膜转移，胸腔积液（大量、中量、

少量）

白细胞减少（WBC < 4000/mm^3）

粒细胞减少（中性粒细胞 < 1000/mm^3）

粒细胞缺乏（中性粒细胞 < 500/mm^3）

3. 常用的一线联合化疗方案

体表面积 S=［身高（cm）+ 体重（kg）］/100-0.6

（1）小细胞肺癌（SCLC）

① PE 方案

顺铂（DDP）60~80 mg/（m^2·d），静脉滴注，第 1 天（需水化）

依托泊苷（VP-16）100 ~120mg/（m^2·d），静脉滴注，第 1~3 天

每 3 周重复一次。

② CE 方案

卡铂（CBP）300 mg/m^2，静脉滴注，第 1 天（水化）

卡铂剂量按 AUC（药时曲线下面积）= 5~6 计算

剂量（mg）= AUC（每分钟 mg/ml）×［GFR（ml/min）+ 25］

依托泊苷（VP-16）100~120mg/（m^2.d），静脉滴注，第 1~3 天

每 3~4 周重复一次。

（2）非小细胞肺癌（NSCLC）

NP 方案

长春瑞滨（诺维本）（NVB）25mg/m^2，静脉滴注，第 1、8 天

顺铂（DDP）80~100mg/m^2，静脉滴注，第 1 天（水化）

每 3 周重复一次。

注意事项：长春瑞滨需用 PICC，50~100ml NS 或 5% GS 稀释，10min 内滴完，盐水冲管。

TP 方案

紫杉醇（TXL）135~175mg/m^2，静脉滴注，第 1 天（需预处理）

顺铂（DDP）75mg/m²，静脉滴注，第 1 天（水化）

每 3 周重复一次。

注意事项：紫杉醇用 NS 或 5% GS 稀释为终浓度 0.3~1.2mg/ml，静脉滴注 3h；用药前 12h 给予地塞米松 10~20mg，口服，治疗前 30~60min 给予苯海拉明 50mg，肌内注射，静脉给予西咪替丁 300~400mg。

DP 方案

多西他赛（TXT）70~75mg/m²，静脉滴注，第 1 天（需预处理）

顺铂（DDP）75mg/m²，静脉滴注，第 1 天（水化）

每 3 周重复一次。

注意事项：多西他赛用 NS 或 5% GS 稀释为终浓度 0.3~0.9mg/ml，静脉滴注 1h；使用前 24h 口服地塞米松 8mg，q12h，连用 3d。

GP 方案

健择（GEM）1000~1250mg/m²，静脉滴注，第 1、8 天

顺铂（DDP）80~100mg/m²，静脉滴注，第 1 天（水化）

每 3 周重复一次。

注意事项：用 100ml NS 或 5% GS 稀释，30~60min 内滴入。

PP 方案

用于恶性胸膜间皮瘤、肺非小细胞非鳞癌。

培美曲塞（Pre）500mg/m²，静脉滴注，第 1 天

顺铂（DDP）80~100mg/m²，静脉滴注，第 1 天（水化），或总剂量分 3d 静脉滴注，第 2~4 天

（PP 方案中的顺铂可以根据情况改为卡铂，称为 PC 方案）

培美曲塞预处理：地塞米松 4mg，口服，每日 2 次，本品给药前 1d、给药当天和给药后 1d，连服 3d。为了减少毒性反应，本品治疗必须同时服用低剂量叶酸或其他含有叶酸的复合维生素制剂。服用时间：第一次

给予本品治疗开始前7d至少服用5次日剂量的叶酸，一直服用整个治疗周期，在最后一次本品给药后21d可停服。患者还需在第一次本品给药前7d内肌内注射维生素B12一次，以后每3个周期肌内注射一次，以后的维生素B12给药可与本品用药在同一天进行。叶酸给药剂量350~1000 μg，常用剂量是400 μg：维生素B12剂量1000 μg。

4. 停药指征

（1）血象下降：白细胞低至 3.5×10^9/L 或血小板低至 8×10^9/L；

（2）呕吐频繁影响电解质平衡；腹泻超过每日5次或有血性腹泻；

（3）发热超过38℃（除外由肿瘤引起的发热）；

（4）出现重要脏器的毒性，如心肌损害、药物性肝炎、肾炎或膀胱炎、消化道出血、穿孔、化学性肺炎或肺纤维化。

5. 骨髓抑制的处理

（1）白细胞低于 2.0×10^9/L 或经历过发热性中性粒细胞减少的患者，可应用粒细胞巨噬细胞集落刺激因子（CSFs）。一般在化疗结束后24~72h开始应用，持续应用到中性粒细胞最低点过后计数 $> 10 \times 10^9$/L 为止，亦可根据具体情况适当缩短给药时间。必须指出的是，CSFs不能与化疗或放疗同时应用。

（2）血小板低于（40~60）× 10^9/L 并有可能继续下降时，可考虑使用白介素 -11（IL-11）或促血小板生长因子（TPO）；低于（20~40）× 10^9/L 并有出血倾向时，除了IL-11和TPO，还应输注血小板。

6. 化疗注意事项

（1）化疗前首先确认血常规、肝肾功能、尿便常规、凝血功能大致正常；

（2）签署化疗及PICC知情同意书；

（3）化疗前植入PICC并行胸部X线片检查了解

PICC 的位置；

（4）化疗期间隔日监测血常规，每周监测肝肾功能、尿常规；

（5）注意监测胃肠道反应等化疗副作用，并对症处理。

7. 出院医嘱

（1）骨髓抑制的诊断

白细胞减少：WBC $< 4.0 \times 10^9/L$；

粒细胞减少：中性粒细胞 $< 1.0 \times 10^9/L$；

粒细胞缺乏：中性粒细胞 $< 0.5 \times 10^9/L$。

（2）隔日复查血常规，如 $WBC 2.0 \times 10^9/L$ 及时来院就诊；

（3）每周复查肝肾功能；

（4）注意防止感染，避免去人群聚集的地方，注意加强营养支持，适当锻炼；

（5）21d（从化疗第 1 天开始计算）后来院进行下一次化疗。

8. 基因检测及靶向治疗相关内容

（1）对于不可切除的 Ⅲ 期和 Ⅳ 期 NSCLC 在开始治疗前，推荐先获取肿瘤组织（标本类型包括肺穿刺、支气管镜病变处、胸腔积液、BALF、血液等）进行表皮生长因子受体（EGFR）、间变性淋巴瘤激酶（anaplastic lymphoma kinase，ALK）融合基因、ROS1 和 KRAS 基因检测，根据其突变状况及是否存在融合基因选择对应的靶向治疗，如吉非替尼、克唑替尼等治疗。

（2）如何开基因检测的医嘱：在标准处方选择"非小细胞肺癌小标本基因检测"，打印医嘱，并送至病理科即可。在以下的基因申请表中对于相应的基因画对钩。

（3）在用药前需注意患者肝肾功能、尤其肝功能。有无基础肺纤维化。用药后需要监测肝肾功能，告知可能出现皮疹、腹泻及罕见致命的肺纤维化等，服药后 1 个月门诊复诊复诊肺 CT（以上需要在病程及出院小结体现）。

附 E　体力状态评分（PS 评分）

0 分　正常活动。

1 分　症状轻，生活自在，能从事轻体力活动。

2 分　能耐受肿瘤的症状，生活自理，但白天卧床时间不超过 50%。

3 分　肿瘤的症状严重，白天卧床时间超过 50%，但还能起床站立，部分生活自理。

4 分　病重卧床不起。

5 分　死亡。

PS 评分 ≤ 2 分可接受化疗或手术。

二、急性肺血栓栓塞症

1. 入院检查项目

参照电脑中的科室标准处方，完善血尿便常规、血型和凝血四项、肝肾功能、心肌酶谱 + CTNI 和 BNP 以及肿瘤标记物和自身免疫、同型半胱氨酸、抗心磷脂抗体及易栓症组合等检查。注意测量患者双侧下肢周径：髌骨下缘 10cm，髌骨上缘 15cm。

2. 相关治疗

（1）一般治疗

1）关于卧床的问题：急性下肢远端 DVT 的患者应尽早下地。一般而言，对于急性大面积（高危）肺栓塞患者，禁下地 5~7d；对于骑跨栓或右心腔内血栓的患者，即使没有下肢近端 DVT 也需要规范抗凝治疗 1 周左右后才考虑下地活动。对于急性下肢近端 DVT（腘静脉、股静脉、髂静脉）的患者，禁下地 5~7d。注意：禁下地的患者可以在床上适当活动肢体，下肢 DVT 患者禁肢体按摩。

2）保持大便通畅：可适当应用通便药物。

3）氧疗，重症患者进行心电监测等，因肺栓塞引起的剧烈疼痛可进行止痛处理。

4）平稳控制血压。

（2）抗凝治疗：抗凝治疗的相对禁忌证包括活动性出血（肺梗死引起的咯血除外）、凝血机制障碍、严重的未控制的高血压、严重肝肾功能不全及近期手术史（视出血的风险决定抗凝时机），亚急性细菌性心内膜炎。

1）普通肝素的应用：常采取静脉滴注方案。持续静脉泵入法：首剂负荷量 80U/kg（或 3000~5000U，静脉推注），继之以 18U/（kg·h）泵入，然后根据 APTT 调整肝素剂量（表 4-3）；用药原则：快速、足量（因抗凝剂量不足不能阻止血栓扩大）和个体化。出血风险高的患者可不用负荷量，根据病情给予较少的剂量泵入，2h 后复查 APTT，然后根据 APTT 和出血倾向调整普通肝素的用量。

表 4-3　根据 APTT 剂量调整静脉滴注肝素用量表[*]

APTT（s）	剂量调整 U/（kg·h）	其他措施	测定 APTT 间隔（h）
< 35（< 1.2 倍正常对照值）	+ 4	增加一次冲击量，80U/kg	6
35~45（1.2~1.5 倍正常对照值）	+ 2	增加一次冲击量，40U/kg	6
46~70（1.5~2.3 倍正常对照值）	0	0	6
71~90（2.3~3.0 倍正常对照值）	-2	0	6
> 90（> 3 倍正常对照值）	-3	停药 1h	6

[*] 初始剂量：80U/kg 负荷；维持静脉滴注：18U/（kg·h），（尽量在最初的 24h 内将 APTT 调整到预设值，次日起每隔 24h 测 APTT）

2）低分子肝素

治疗剂量：低分子肝素钙（或低分子肝素钠）0.1ml/10kg，皮下注射，q12h。

注意：肾功能不全者，特别是肌酐清除率低于 30ml/min，出血危险性增加，建议应用普通肝素。

3）华法林：建议对于明确诊断的肺栓塞患者，在应用肝素或低分子肝素的第 1 天内即加用华法林，首剂 3~5mg，口服，应用华法林 2d 后，每天监测 INR 值，目标值 2~3，连续 2d INR 达标后，可停肝素或低分子肝素（至少与肝素或低分子肝素重叠应用 5d）。对于病情不稳定可能需要溶栓治疗的肺栓塞患者，可暂缓加华法林，应用肝素或低分子肝素 2~3d 病情稳定后再加华法林。

4）利伐沙班：15mg，每天 2 次，主张餐中服用。21d 后改为 20mg，每天 1 次。若患者在使用利伐沙班前已经使用过治疗剂量的低分子肝素，则 15mg，每天 2 次的使用时间为 21 天减去低分子肝素的使用天数。

（3）溶栓治疗

1）适应证和禁忌证

适应证：急性高危（大面积）肺栓塞；某些急性中高危（次大面积）肺栓塞患者。

绝对禁忌证：活动性内出血、近 2 个月内自发性颅内出血、颅内或脊柱创伤或外科手术。

相对禁忌证：10~14d 内的大手术、分娩、器官活检或不能压迫部位的血管穿刺；2 个月之内的缺血性中风；10d 内的胃肠道出血；15d 内的严重创伤；1 个月内的神经外科或眼科手术；难以控制的重度高血压（收缩压 > 180mmHg，舒张压 > 110mmHg）；近期曾进行心肺复苏；血小板计数 < 100×10^9/L；妊娠；细菌性心内膜炎；严重的肝肾功能不全；糖尿病出血性视网膜病变；出血性疾病等。

对于某些危重患者，因肺栓塞对生命的威胁极大，上述绝对禁忌证亦应视为相对禁忌证。

2）溶栓前的准备：给患者行心电监测；记录 18 导联心电图，并标记电极位置，以便比较溶栓前后心电图变化；测定基础 APTT、血生化、血常规、血小板计数，作为溶栓治疗后对照值；记录生命体征；查血型，必要时配血备用；检查急救药品和器械是否齐全，保证急救器械处于备用状态。

为减少溶栓治疗时出血的发生机会，尽量避免进行反复静脉或动脉穿刺，可在溶栓前选择一浅静脉，植入保留套管针，供以后采血及静脉点滴用。

3）溶栓方案

r-tPA 50mg + 注射用水 50ml，静脉滴注 2h

尿激酶 2 万 U/kg + NS250ml，静脉滴注 2h

4）溶栓治疗中的监测：溶栓治疗的主要并发症是出血，可发生在溶栓治疗过程中，也可以发生在溶栓治疗结束之后，因此，溶栓治疗过程中须严密监测血压变化，注意是否存在头痛。治疗过程中和治疗结束后都要严密观察患者神志改变、生命体征变化以及脉搏血氧饱和度变化等，注意检查全身各部位包括皮下、消化道、牙龈、鼻腔等是否有出血征象，尤其需要注意曾经进行深部血管穿刺的部位是否有血肿形成。注意复查血常规、血小板计数，出现不明原因血红蛋白、红细胞下降时，要注意是否有出血并发症。

溶栓治疗结束后即刻复查心电图，并定时复查，观察心电图变化。

溶栓药物治疗结束后每 2~4h 测 1 次 APTT，当 APTT 下降至 < 2 倍正常值时，开始肝素或低分子肝素抗凝治疗。

溶栓过程及结束后 24h 内保持制动，防止血栓脱落。

三、肺动脉高压（入院时检查项目）

1. 查体：除注意常规体检外，请注意描述

（1）心脏各瓣膜区杂音；

（2）肺部血管杂音和颈部血管杂音；

（3）双侧甲状腺大小及杂音；

（4）皮疹及有无长期雷诺现象所致的指端皮色变化、指端皮肤营养障碍（皮肤干燥、肌肉萎缩、指甲脆裂、甲周感染等改变）、指端溃疡、坏疽等；

（5）双下肢周径：测量部位为髌骨上缘 15cm，髌骨下缘 10cm。第一次测量后可在测量处划线标示以保证下次在同一位置测量。

2. 实验室检查

（1）病原学相关检查：乙肝五项 + 丙肝抗体、HIV 抗体；

（2）炎症和免疫相关检查：血沉、风湿类风湿（CRP + ASO + RF）、体液免疫、血清蛋白电泳、ANCA + ACE、ANA + 抗 dsDNA、自身抗体十一项、甲状腺功能三项（FT3、FT4、sTSH）；

（3）同型半胱氨酸、抗心磷脂抗体、易栓症组合检查；

（4）其他血液检查：NT-proBNP、心肌酶 + cTNI、生化全项、血气分析、血常规、凝血四项。

3. 影像检查：胸部 X 线片、心脏超声、双下肢静脉超声、腹部超声、HRCT 或 CTPA、V/Q 扫描、肺动脉造影（可酌情）、心脏、血管磁共振检查（可酌情）。

4. 功能检查：肺动脉高压功能分级（附 F）、6min 步行试验、Borg 呼吸困难评分、肺功能、心肺运动试验、多导睡眠监测（可酌情）。

5. 右心导管检查和急性血管反应试验：右心导管检查是肺动脉高压诊断的"金标准"。应注意适应证的选择，怀疑 PVOD/PCH 的患者不做急性血管反应试验。严格技术操作，密切观察病情，记录试验中和试

验后患者的不适症状。

附 F　肺动脉高压功能分级（WHO，1998）

Ⅰ级：无体力活动受限，日常体力活动不引起呼吸困难、乏力、胸痛或晕厥；

Ⅱ级：静息状态无不适，体力活动轻度受限，一般体力活动可引起呼吸困难、乏力、胸痛或晕厥；

Ⅲ级：静息状态无不适，体力活动明显受限，轻微体力活动即可引起呼吸困难、乏力、胸痛或晕厥；

Ⅳ级：静息状态下有呼吸困难和（或）乏力，有右心衰竭表现，任何体力活动都可加重病情。

附 G　肺动脉高压的最新临床分类（2015，WHO 分类）

根据 Simonneau et al. 更新。

1. 动脉性肺动脉高压

1. 1 特发性

1. 2 遗传性

1. 2.1 BMPR2 基因突变

1. 2.2 其他突变

1. 3 药物所致和毒物所致肺动脉高压

1. 4 疾病相关肺动脉高压

1. 4.1 结缔组织疾病

1. 4.2 HIV 感染

1. 4.3 门脉高压

1. 4.4 先天性心脏病

1. 4.5 血吸虫病

1'. 肺静脉闭塞病和（或）肺毛细血管瘤样增生症

1'.1 特发性

1'.2 遗传性

1'.2.1 EIF2AK4 基因突变

1'.2.2 其他基因突变

1'.3 药物、毒物和放射线所致

1'.4 疾病相关

1'.4.1 结缔组织疾病

1'.4.2 HIV 感染

1''.新生儿持续性肺动脉高压

2. 左心疾病所致肺动脉高压

2. 1 左心室收缩性功能不全

2. 2 左心室舒张性功能不全

2. 3 心脏瓣膜病

2. 4 先天性 / 获得性左心流入道 / 流出道梗阻和先天性心肌病

2. 5 先天性 / 获得性肺静脉狭窄

3. 肺部疾病和（或）低氧所致肺动脉高压

3. 1 慢性阻塞性肺疾病

3. 2 间质性肺疾病

3. 3 其他限制性与阻塞性通气功能障碍并存的肺部疾病

3. 4 睡眠呼吸障碍

3. 5 肺泡低通气

3. 6 长期居住高原环境

3. 7 肺发育异常

4. 慢性血栓栓塞性肺动脉高压和其他肺动脉阻塞性疾病

4. 1 慢性血栓栓塞性肺动脉高压

4. 2其他肺动脉梗阻性疾病

4. 2.1 血管肉瘤

4. 2.2 其他血管内肿瘤

4. 2.3 动脉炎

4. 2.4 先天性肺动脉狭窄

4. 2.5 寄生虫病（包虫病 / 棘球蚴病）

5. 未明和（或）多因素所致肺动脉高压

5. 1血液系统疾病：慢性溶血性贫血、骨髓增生异常综合征、脾切除

5. 2系统性疾病：结节病、肺组织细胞增多症、淋巴管平滑肌瘤病、神经纤维瘤病

5. 3代谢性疾病：糖原贮积症、戈谢病、甲状腺疾病

5. 4其他：肺肿瘤血栓性微血管病、纤维素性纵隔炎、慢性肾功能不全（接受或未接受透析治疗）、节段性肺动脉高压

四、慢性阻塞性肺疾病

1. 询问病史　慢性阻塞性肺疾病（COPD），简称慢阻肺。询问病史应注意需包含的要点：起病时间，主要症状，症状发作的特点，促使症状加重和缓解的因素，曾接受过的治疗（包括是否规律吸入药物，是否家庭氧疗，家庭无创通气治疗，居家康复治疗等），过去 1 年急性加重的次数以及是否因急性加重住院，患者本次入院所需解决的主要问题以及吸烟史、生物燃料接触史，既往肺结核感染史等。

2. 辅助检查　除入院常规检查外，尚应注意：

（1）肺功能检查：肺功能检查是判断气流受限的客观指标，是慢性阻塞性肺疾病诊断的"金标准"。

FEV1/FVC 比值是慢性阻塞性肺疾病的一项敏感指标，吸入支气管舒张剂后（FEV1/FVC）× 100 % <70 % 者，可确定为不完全可逆的气流受限。慢性阻塞性肺疾病临床严重程度分级见表 4-4（参照慢性阻塞性肺疾病诊治指南 2013 年修订版），图 4-1。

表 4-4　慢性阻塞性肺疾病的肺功能分级
（吸入支气管扩张剂后）

分级	肺功能特征
Ⅰ级（轻度 COPD）	（FEV1/FVC）× 100 % < 70 %，FEV_1 占预计值百分比 ≥ 80 %
Ⅱ级（中度 COPD）	（FEV1/FVC）× 100 % < 70 %，50 % ≤ FEV1 占预计值百分比 < 80 %
Ⅲ级（重度 COPD）	（FEV1/FVC）× 100 % < 70 %，30 % ≤ FEV1 占预计值百分比 < 50 %
Ⅳ级（极重度 COPD）	（FEV1 / FVC）× 100 % < 70 %，FEV1 占预计值百分比 < 30 %

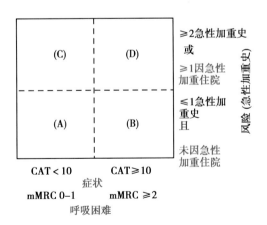

图 4-1　慢性阻塞性肺疾病综合评估

（2）胸部影像学检查：X 线检查对确定肺部并发症及与其他疾病（如肺间质纤维化、肺结核等）相鉴别有重要意义。高分辨率 CT（HRCT）对辨别小叶中心型或全小叶型肺气肿及确定肺大疱的大小和数量，有很高的敏感性和特异性，对预计肺大疱切除或外科减容手术等的效果有一定价值。

（3）血气分析：血气分析异常首先表现为轻、中度低氧血症。随疾病进展，低氧血症逐渐加重至呼吸衰竭水平，并出现高碳酸血症。这对于评估入院患者病情的严重度及下一步的处理至关重要。

（4）心脏彩超及双下肢静脉超声：心脏彩超对于判断患者是否合并肺动脉高压以及肺心病有重要意义，双下肢静脉超声主要用于排查患者是否合并有下肢深静脉血栓形成。

（5）痰病原学检查：感染是引起 COPD 急性加重的主要诱因，痰病原学检查对于初步了解引起此次加重的病原学的种类（痰涂片）以及明确为何种病原体（痰培养）感染，指导下一步用药具有重要意义。

（6）其他相关检查：根据患者病情和临床需要，酌情完善胃食管反流方面的检查，即胃肠动态 pH 值监测 + 导管和食管括约肌压力测定 + 导管；酌情完善睡眠监测等。

（7）评估生活质量及呼吸困难程度

1）慢性阻塞性肺疾病患者生活质量评估问卷（CAT）

请在您认为符合自己实际情况的<u>数字</u>上划 X

例如：

我从不咳嗽　　| 0 | 1 | 2 | 3 | 4 | 5 |　　我一直在咳嗽

我一点痰也没有　| 0 | 1 | 2 | 3 | 4 | 5 |　我有很多很多痰

我一点也没有
胸闷的感觉　　| 0 | 1 | 2 | 3 | 4 | 5 |　我有很重的胸闷
　　　　　　　　　　　　　　　　　　的感觉

当我在爬坡或
爬一层楼梯时　| 0 | 1 | 2 | 3 | 4 | 5 |　当我在爬坡或爬
我并不感觉喘　　　　　　　　　　　　一层楼梯时我感
不过气来。　　　　　　　　　　　　觉非常喘不过气
　　　　　　　　　　　　　　　　　　来。

我在家里的任何
活动不受影响　| 0 | 1 | 2 | 3 | 4 | 5 |　我在家里的任何
　　　　　　　　　　　　　　　　　　活动都很受影响

尽管我有肺部
疾病，但我对
离家外出很有　| 0 | 1 | 2 | 3 | 4 | 5 |　由于我有肺部
信心　　　　　　　　　　　　　　　疾病，我对离
　　　　　　　　　　　　　　　　　　家外出一点信
　　　　　　　　　　　　　　　　　　心都没有

我的睡眠非常好　| 0 | 1 | 2 | 3 | 4 | 5 |　由于我有肺部疾
　　　　　　　　　　　　　　　　　　病，我的睡眠非
　　　　　　　　　　　　　　　　　　常差

我精力旺盛　　| 0 | 1 | 2 | 3 | 4 | 5 |　我一点精力都
　　　　　　　　　　　　　　　　　　没有

2）英国医学研究委员会呼吸困难指数评分（mMRC）

> 下列 5 项是关于您进行日常活动时感到呼吸困难的程度。请选择一项最符合您情况的答案。
>
> 请选择目前呼吸困难的感觉。
>
> 1. 我只在剧烈运动时才会感到呼吸困难。
>
> 2. 我在平地急行时，爬楼梯或爬斜坡时会感到呼吸困难。
>
> 3. 我因为气短会比同龄人走得慢，或按自己的步伐行走时需要停下来休息。
>
> 4. 我在平地行走 100m 或走几分钟后需要停下来休息。
>
> 5. 我因为呼吸困难而不能出门或影响到穿衣或脱衣。

3. 诊断标准格式

入院诊断：慢性阻塞性肺疾病急性加重期

（慢性支气管炎，阻塞性肺气肿）

Ⅱ型呼吸衰竭

慢性肺源性心脏病

心功能（失）代偿

电解质紊乱

低钾、低氯血症

烟草依赖

4. 书写出院小结应注意

（1）在诊疗经过中应写清楚此次入院所进行的主要检查（包括肺功能以及心脏彩超情况），所经过的主要治疗（包括主要用药的化学名）。

（2）在出院医嘱中应包含：

● 戒烟（若患者为烟草依赖者）；

● 吸氧（低流量吸氧），康复锻炼（腹式呼吸、缩唇呼吸以及适合患者的运动锻炼）；

● 出院后注意避免再次诱发加重的因素（如受凉和特殊的刺激物）；

● 出院带药：短程治疗（如短期的抗生素口服巩固治疗），长期缓解期的具体用药，如舒利迭 50/500μg，1 吸，早晚各 1 次，吸后漱口；思力华 18μg，1 吸，每日 1 次；氨茶碱 0.1g，每日 3 次；沐舒坦 30mg，每日 3 次等；

● 出院后 2 周门诊随诊。

五、支气管哮喘

1. 诊断

（1）临床表现：主要表现为反复发作的喘息、气急、胸闷或咳嗽等症状，常在夜间及凌晨发作或加剧。重点注意发作时症状和体征的描述，关注过敏原（花粉、尘螨、药物如阿司匹林、食物）等诱发因素及家族史，病史中特别询问有无过敏性鼻炎。肺部听诊注意是否为呼气相为主的哮鸣音。

（2）实验室和其他检查：除常规检查以外请注意：

1）痰液检查：涂片可见较多嗜酸性粒细胞，无痰可通过高渗盐水超声雾化诱导痰方法检查。

2）呼吸功能检查：

● 通气功能检测。

● 支气管激发试验：FEV1 > 70% 时可做此项检查。用于测定气道反应性。阳性可有助于支气管哮喘的诊断。行此项检查前注意停用抗过敏类、止咳及茶碱等药物。

● 支气管舒张试验：FEV1 < 70% 时可做此项检查。用于测定气道气流受限的可逆性。阳性（吸入支气管舒张剂后 FEV1 增加 > 12%，且 FEV1 增加绝对值 > 200ml）有助诊断支气管哮喘。

● 峰流速及其变异率测定：呼气流量峰值（PEF）平均每日昼夜变异率 > 10%，或 PEF 周变异率 > 20%。

3）动脉血气分析：哮喘发作时，肺泡—动脉血氧分压差增大，严重时可有缺氧，PaO_2 降低。重症哮喘缺氧加重，$PaCO_2$ 上升。

4）胸部 X 线检查：哮喘发作早期两肺透亮度增加，呈过度充气状态；缓解期多无明显异常。

5）特异性变应原的检测：

● 体外检测：血清过敏原测定（总 IgE，嗜酸粒细胞阳离子蛋白，特异性 IgE）。

● 在体检测：皮肤变应原测试。

6）行肺 HRCT、超声心动图、痰细菌学检查、血茶碱浓度检查。有条件可进一步评价气道炎症的程度，可行呼出气中一氧化氮浓度（FeNO）的测定。

（3）非典型哮喘的诊断标准

1）咳嗽变异性哮喘：以咳嗽作为唯一或主要症状，无喘息、气急等典型哮喘的症状和体征，同时具备可变气流受限客观检查中的任一条，除外其他疾病所引起的咳嗽。

2）胸闷变异性哮喘：以胸闷作为惟一或主要症状，无喘息、气急等典型哮喘的症状和体征，同时具备可变气流受限客观检查中的任一条，除外其他疾病所引起的胸闷。

3）隐匿性哮喘：指无反复发作喘息、气急、胸闷或咳嗽的表现，但长期存在气道反应性增高者。随访发现，有 14% ~58% 的无症状气道反应性增高者可发展为有症状的哮喘。

（4）支气管哮喘诊断格式：分期（急性发作期，慢性持续期，临床缓解期）和分级（控制，部分控制，未控制）是哮喘诊断中的一项重要内容，完整的诊断应包括：疾病诊断；分期；控制水平；合并症。

　　如：支气管哮喘急性发作期（重度）未控制

　　　　变应性鼻炎

　　（5）哮喘评估的主要方法

　　1）症状：当患者因喘息、气急、胸闷或咳嗽导致夜间憋醒往往提示哮喘加重。

　　2）肺功能：临床上常用的肺功能指标主要为 FEV1 和 PEF。峰流速仪携带方便，操作简单，患者可在家自我监测 PEF，根据监测结果及时调整药物。

　　3）哮喘控制测试（ACT）问卷：ACT 问卷简便、易操作。

　　4）呼出气一氧化氮（FeNO）：FeNO 测定可作为评估气道炎症和哮喘控制水平的指标，也可用于判断 ICS 治疗的反应。

　　5）痰嗜酸粒细胞计数：诱导痰嗜酸粒细胞计数可作为评估哮喘气道炎症性指标之一，也是评估糖皮质激素治疗反应的敏感指标。

　　6）外周血嗜酸粒细胞计数：外周血嗜酸粒细胞计数增高 > 3% 提示嗜酸粒细胞增高为主的哮喘炎症表型，也可作为抗炎治疗是否有效的指标之一。

　　2. 哮喘特殊问题处理

　　（1）咳嗽变异性哮喘（CVA）

　　国内外研究发现，CVA 是成人慢性咳嗽的常见病因，国内多中心调查显示其占慢性咳嗽病因的 1/3。

　　CVA 的主要表现为刺激性干咳，通常咳嗽较剧烈，夜间咳嗽为其重要特征。

　　支气管激发试验是诊断 CVA 重要条件，但需结合治疗反应，抗哮喘治疗有效才能确诊，临床上要注意假阴性的可能。

CVA 治疗原则与哮喘治疗相同，大多数患者 ICS 加 β2 受体激动剂有效，很少需要口服激素治疗，治疗时间在 8 周以上（证据等级 D）。

（2）胸闷变异性哮喘（CTVA）：近年来，我国专家发现存在以胸闷为唯一症状的不典型哮喘，命名为"胸闷变异性哮喘"。中青年多见，起病隐匿，胸闷可在活动后诱发，部分患者夜间发作较为频繁。没有反复发作的喘息、气促等典型的哮喘表现，肺部听诊没有哮鸣音，但具有气道高反应性、可逆性气流受限及典型哮喘的病理特征。对 ICS 或 ICS/LABA 治疗有效。

（3）妊娠期哮喘：妊娠期哮喘不仅影响孕妇，还影响胎儿；未控制的妊娠哮喘会导致孕妇发生子痫或妊娠高血压综合征，还可增加围生期病死率、早产率和低体重儿的发生率。

控制哮喘是减少母体和胎儿风险的保证；妊娠过程中停用 ICS 可导致哮喘急性发作。凡在月经前后出现规律性哮喘而且排除其他原因导致的喘息即可诊断为月经性哮喘。

妊娠期和月经期哮喘治疗处理原则均与典型哮喘相同。

（4）哮喘—慢性阻塞性肺疾病重叠：哮喘—慢性阻塞性肺疾病重叠（ACO）以持续气流受限为特征，同时伴有许多与哮喘和慢性阻塞性肺疾病相关的临床特点。ACOS 较单独哮喘和慢性阻塞性肺疾病病情更重，预后更差。ACOS 的治疗推荐 ICS/LABA 和（或）LAMA，同时还应进行戒烟、肺康复、疫苗接种和合并症的治疗。

3. 出院建议

（1）避免接触过敏原，防治感冒，远离宠物。

（2）坚持长期规律吸入用药：吸入糖皮质激素和（或）长效支气管扩张剂，如信必可都保 160/4.5μg，

1~2 吸，早晚各 1 次，吸后漱口；舒利迭 50/250μg，1 吸，早晚各 1 次，吸后漱口；白三烯受体拮抗剂（顺尔宁）10mg，qn 等。

（3）2 周后门诊随诊。

4. 哮喘患者的降级治疗　哮喘治疗需要规律的长期治疗。当哮喘症状得到控制并维持至少 3 个月，且肺功能恢复并维持平稳状态，才可考虑降级治疗。

如降级过度或过快，即使症状控制良好的患者，其发生哮喘急性发作的风险也会增加。完全停用 ICS 有可能增加急性发作的风险。

降级治疗的原则

（1）哮喘症状控制且肺功能稳定 3 个月以上，可考虑降级治疗，如存在急性发作的危险因素，如 SABA 用量每月 > 1 支（每支 200 喷）、依从性或吸入技术差、FEV1 占预计值% < 60%、吸烟或暴露于变应原、痰或血嗜酸性粒细胞高、存在合并症（鼻炎、鼻窦炎、肥胖）或有重大心理或社会经济问题，或存在固定性气流受限等，一般不推荐降级治疗。

（2）降级治疗应选择适当时机，需避开患者呼吸道感染、妊娠、旅行期等。

（3）通常每 3 个月减少 ICS 剂量 25% ~50% 是安全可行的（证据等级 A）。

（4）每一次降级治疗都应视为一次试验，有可能失败，需要密切观察症状控制情况、PEF 变化、危险因素等，并按期随访，根据症状控制及急性发作的频率进行评估，并告知患者一旦症状恶化，需恢复到原来的治疗方案。

附 H　中国支气管哮喘防治指南（2016 版）定义的哮喘控制水平（表 4-5）

表 4-5　非急性发作期支气管哮喘控制水平的分级

A 评估目前临床控制（过去 4 周）		
临床特征	控制（满足以下所有情况）	部分控制（任何 1 周出现以下 1 种表现）	未控制
白天症状	无（或 ≤ 每周 2 次）	> 每周 2 次	任何 1 周出现部分控制表现 ≥ 3 项
活动受限	无	有	
夜间症状 / 憋醒	无	有	
需要使用缓解药的次数	无（或 ≤ 每周 2 次）	> 每周 2 次	
肺功能（PEF 或 FEV1）[a]	正常	< 80 % 预计值或个人最好值（如果已知）	
急性发作	无	≥ 1 次 / 年[b]	任何 1 周出现 1 次[c]
B 未来风险评估（发生急性加重、不稳定、肺功能急速下降、副作用的风险）		
增加未来不良反应风险的相关因子，包括低 FEV1、吸烟暴露史、高剂量药物治疗		

注：[a]. 肺功能结果对 5 岁以下的儿童的可靠性差；[b]. 患者出现急性发作后都必须对维持治疗方案进行分析回顾，以确保治疗方案的合理性；[c]. 依照定义，任何 1 周出现 1 次哮喘急性发作，表明这周的哮喘没有得到控制；PEF. 呼气峰流速；FEV1. 第 1s 用力呼气容积

附 I　GINA 2017 推荐的基于控制的哮喘管理（表 4-6）

表 4-6　GINA 2017 推荐的基于控制的哮喘管理

	STEP1	STEP2	STEP3	STEP4	STEP5
首选控制药物	考虑低剂量 ICS	低剂量 ICS	低剂量 ICS/LABA*	中等 / 高剂量 ICS/LABA	添加治疗，如：噻托溴铵*↑抗 IgE 药物、抗 IL-5 药物*
其他可选控制药物	考虑低剂量 ICS	白三烯受体拮抗剂（LTRA）低剂量茶碱*	中等 / 高剂量 ICS 低剂量 ICS + LTRA(或 + 茶碱*)	加用噻托溴铵*↑ 高剂量 ICS + LTRA(或 + 茶碱*)	加用低剂量 OCS
缓解药	按需使用 SABA		按需使用 SABA 或低剂量 ICS + 福莫特罗**		

该推荐适用于成人、青少年和 ≥ 6 岁儿童

* .不推荐用于 < 12 岁儿童；

**.6 ~ 11 岁儿童，STEP3 的首选治疗是中等剂量 ICS；

↑.噻托溴铵软雾吸入剂用于有哮喘急性发作史患者的附加治疗，不能用于 12 岁以下儿童

附 J 常用吸入型糖皮质激素的每日剂量高低与互换关系（表 4-7）

表 4-7 常用吸入型糖皮质激素的每日剂量高低与互换关系

药物	低剂量（µg）	中剂量（µg）	高剂量（µg）
二丙酸倍氯米松	200 ~ 500	> 500 ~ 1000	> 1000 ~ 2000
布地奈德	200 ~ 400	> 400 ~ 800	> 800 ~ 1600
丙酸氟替卡松	100 ~ 250	> 250 ~ 500	> 500 ~ 1000

六、社区获得性肺炎

（注意入院时纳入临床路径管理）

1. 标准诊断

社区获得性肺炎

细菌性肺炎（写出具体病原体）

低氧血症（并发症）

2. 诊断要求 病程中应有诊断依据。根据《中国成人社区获得性肺炎诊断和治疗指南》（中华医学会呼吸病学分会，2016）。

（1）社区发病。

（2）肺炎相关临床表现：①新近出现的咳嗽、咳痰或原有呼吸道疾病症状加重，伴或不伴脓痰、胸痛、呼吸困难及咯血；②发热；③肺实变体征和（或）闻及湿性啰音；④外周血白细胞 > 10×10^9/L 或 < 4×10^9/L，伴或不伴细胞核左移。

（3）胸部影像学检查：显示新出现的斑片状浸润影、叶或段实变影、磨玻璃影或间质性改变，伴或不伴胸腔积液。

符合（1）、（3）及（2）中任何 1 项，并除外肺结核、肺部肿瘤、非感染性肺间质性疾病、肺水肿、肺不张、肺栓塞、肺嗜酸粒细胞浸润症及肺血管炎等后，可建立临床诊断。

3. 检查项目

（1）血常规、尿常规、大便常规；血气分析；胸部 X 线片正侧位或胸部 CT；心电图。

（2）生化全项、肌钙蛋白、NT-proBNP、凝血四项、D- 二聚体、血沉、C 反应蛋白（CRP）、感染性疾病筛查（乙肝、丙肝、梅毒、艾滋病等）。

（3）降钙素原（PCT）、G 试验、GM 试验；痰细菌、真菌涂片和培养；必要时完善痰或血肺炎支原体、衣原体、军团菌、呼吸道病毒、PCP、结核相关检查。

（4）根据患者情况选择是否进行气管镜等有创性检查。

（5）鉴别诊断相关检查：如肿瘤、血管炎、间质病等，根据患者具体情况分析决定。

4. 治疗

（1）支持、对症治疗：退热、止咳化痰、吸氧等。

（2）经验性抗菌治疗；

（3）初始治疗 2~3d 后进行临床评估，维持原有治疗或调整抗菌药物；根据病原学检查及治疗反应调整抗菌治疗用药。

5. 出院小结包括以下内容　诊疗经过写清楚初始治疗药物与疗程，治疗后临床评估；调整治疗药物及疗程，治疗后临床评估；病原学检查结果。出院情况包括出院时重要的医疗指标，如血常规、血气分析、胸部 X 线片或肺部 CT 表现以及异常需要复查项目的最后一次结果。

6. 出院医嘱

（1）随访：需要随访者完成门诊预约。

（2）抗生素的使用：如继续口服莫西沙星 400mg，

qd，3d。

（3）相关医疗指标及影像学复查时间：如 1 周后呼吸科门诊复查胸部 X 线。

（4）健康教育内容：注意保暖，保证充足营养，适当锻炼，避免呼吸道感染。

（5）长期预防：高危人群（如老年人）冬季可考虑接种肺炎疫苗及流感疫苗（在防疫站接种）。

（6）烟草依赖者：需教育宣传戒烟。

七、间质性肺疾病

1. 临床评估

（1）职业史、环境接触史：如无机或无机粉尘、化学药物、毒素等接触强度、频度和时间。

（2）重要的过去病史及用药史：如心脏病、过敏性鼻炎和哮喘、免疫系统疾病、肿瘤。

（3）药物应用史：尤其一些可能引起间质性肺疾病的药物，如胺碘酮（乙胺碘呋酮）、呋喃妥因（呋喃坦啶）、博来霉素、甲氨蝶呤。

（4）家族史：如结节病、特发性肺纤维化等。

（5）过敏史：过敏原、过敏反应表现和转归。

（6）吸烟史：吸烟包 × 年，戒烟否。

（7）宠物嗜好或接触：如鹦鹉、鸽子等，接触强度、频度与时间。

（8）居住环境：温湿条件、室内装修、空调、湿化器。

（9）旅行史。

（10）病史方面注意患者有无自身免疫性疾病相关的症状和体征，如晨僵、关节肿痛、肌肉无力、皮疹、光过敏、口干、眼干、反复口腔溃疡、雷诺征等。

2. 实验室检查

（1）常规化验：三大常规、血沉、凝血四项、血型、乙肝、丙肝肝炎抗体 + HIV + TP（支气管镜检查需要）。

（2）血清免疫学检查

1）蛋白电泳；

2）体液免疫：IgM、IgG、IgA、IgD、IgE；

3）抗核抗体 + 抗双链 DNA 抗体；

4）自身抗体（十一项）；

5）风湿和类风湿（RF + CRP + ASO）、抗环胍氨酸肽抗体、抗角蛋白抗体、抗核周因子、抗磷脂抗体（ACA）；

6）T 细胞亚群；

7）ANCA、ACE；

8）自身免疫肝病五项（需要时）；

9）甲状腺功能三项。

（3）病原学及肿瘤相关检查

1）支原体抗体 + 衣原体抗体；

2）军团菌抗体 + EB 病毒抗体 + 分枝杆菌抗体（需要时）；

3）PPD 试验、干扰素释放试验（需要时）；

4）痰病原学检查：痰涂片 + 痰培养（真菌 + 细菌）（需要时）；

5）痰找肺孢子菌（需要时）；

6）病毒六项、CMVPP65（需要时）；

7）痰涂片找肿瘤细胞、肿瘤标志物。

3.ILD 影像学检查

（1）胸部 X 线片；

（2）胸部高分辨率 CT（HRCT）；

（3）双手关节正位片（包括腕）、膝关节正侧位片（需要时）；

（4）胸部 CT 肺血管造影（CTPA）和（或）肺通气灌注扫描（需要时）；

（5）膝关节正侧位片。

4. 呼吸功能

（1）肺通气和弥散功能、气道可逆试验或气道激发试验；

（2）血气分析：请注明吸氧方式及氧流量或氧浓度；

（3）6min 步行试验。

5. 支气管镜检查　包括支气管肺泡灌洗（BAL）、支气管黏膜活检、经支气管肺活检（TBLB）、超声内镜引导下经支气管淋巴结针吸术（EBUS–TBNA）。

支气管镜检查的注意事项：

（1）患者行 TBLB 或 TBNA 检查后注意患者呼吸困难、氧合及肺部听诊情况，如出现呼吸困难加重，氧合恶化及活检一侧肺部听诊呼吸音降低、叩诊呈鼓音，立即完善胸部 X 线片检查明确是否存在气胸，并及时做相应的处理。

（2）临床怀疑肺泡蛋白沉积症（PAP）时：BALF 要完善 PAS 染色。

（3）临床考虑结节病时：无论支气管镜下有无异常，常规做 BAL、支气管黏膜活检、TBLB 和 EBUS–TBNA。

（4）临床考虑 PCP 时：BALF 找肺孢子虫包囊和 PCR 法检测。

6. 间质病患者出现眼干、口干等类似干燥综合征表现时，需要完善干燥综合征检查。

（1）眼科会诊：完善 schirmer 试验、裂隙灯检查、角膜荧光素检查，开散瞳药查眼底。

（2）腮腺动态显像。

（3）唇腺活检，申请口腔科会诊，签署知情同意书，填写组织病理申请单。

7. 间质病患者完善胃食管反流方面的检查：

（1）胃肠动态 pH 监测＋阻抗 pH 导管；

（2）食管括约肌压力测定＋高分辨导管注意：检查前 3d 停胃肠动力药、抑酸药。

8. 其他

（1）心电图；

（2）心脏彩超：评价有无肺动脉高压；

（3）肌电图、肌活检：疑似炎症性肌病时；

（4）骨髓穿刺细胞涂片和活检（需要时）；

（5）骨密度测定：评价骨质疏松；

（6）肾脏穿刺活检（需要时）；

（7）CT 或 B 超引导下肺脏穿刺活检（需要时）。

9. 外科肺活检（OLB）/ 电视辅助胸腔镜肺活检（VATs）

10. 出院小结：记录好患者诊疗经过，重要的检查结果，包括胸部影像，血气分析，肺功能结果要注明关键项目的实测值和其与预计值的百分比，病理检查结果等，以便随访。向患者交代服用激素和免疫抑制剂的副作用，作相应的监测，如监测血压、血糖、骨质疏松等。

预约随访时间，并告知间质病专业门诊时间。

八、阻塞性睡眠呼吸暂停诊疗规范

阻塞性睡眠呼吸暂停（obstructive sleep apnea，OSA）是指患者在睡眠过程中反复出现呼吸暂停和低通气。临床上可表现为打鼾且鼾声不规律，患者自觉憋气，甚至反复被憋醒，常伴有夜尿增多、晨起头痛、头晕和口咽干燥等一系列症状。

1. 定义

（1）睡眠呼吸暂停（SA）：睡眠过程中口鼻呼吸气流消失或明显减弱（较基线幅度下降 ≥ 90%），持续时间 ≥ 10s。

（2）阻塞性睡眠呼吸暂停（OSA）：指口鼻气流消失，胸腹式呼吸仍然存在。系因上气道阻塞而出现呼吸暂停，但是中枢神经系统呼吸驱动功能正常，继续发出呼吸运动指令兴奋呼吸肌，因此胸腹式呼吸运动仍存在。

（3）中枢性睡眠呼吸暂停（CSA）：口鼻气流与

胸腹式呼吸同时消失。是由呼吸中枢神经功能调节异常引起，呼吸中枢神经不能发出有效指令，呼吸运动消失，口鼻气流停止。

（4）混合性睡眠呼吸暂停（MSA）：指在一次呼吸暂停过程中，开始口鼻气流与胸腹式呼吸同时消失，数秒后出现胸腹式呼吸运动，仍无口鼻气流。即一次呼吸暂停过程中，先出现中枢性呼吸暂停，后出现阻塞性呼吸暂停。

（5）低通气（hypopnea）：睡眠过程中口鼻气流较基线水平降低 ≥ 30% 并伴血氧饱和度（SpO_2）下降 ≥ 3% 或微觉醒，持续时间 ≥ 10s。

（6）微觉醒：睡眠过程中持续 3s 以上的脑电图（EEG）频率改变，包括 θ 波、α 波或频率 > 16Hz 的脑电波（不包括纺锤波）。

（7）睡眠片断：反复觉醒导致的睡眠不连续。

（8）呼吸暂停低通气指数（apnea hypopnea index，AHI）：睡眠中平均每小时呼吸暂停与低通气的次数之和。

（9）阻塞性睡眠呼吸暂停（OSA）：每夜 7h 睡眠过程中呼吸暂停及低通气反复发作 30 次以上，或 AHI ≥ 每小时 5 次。呼吸暂停事件以阻塞性为主，可伴打鼾、睡眠呼吸暂停、白天嗜睡等症状。

2. 主要危险因素

（1）肥胖：体质量超过标准体质量的 20% 或以上，即体质量指数（BMI） ≥ 28kg/m^2。

（2）年龄：成年后随年龄增长患病率增加；女性绝经期后患病者增多，有资料显示 70 岁以后患病率趋于稳定。

（3）性别：女性绝经前发病率显著低于男性。

（4）上气道解剖异常：包括鼻腔阻塞（鼻中隔偏曲、鼻甲肥大、鼻息肉及鼻部肿瘤等）、Ⅱ度以上扁桃体肥大、软腭松弛、悬雍垂过长或过粗、咽腔狭窄、咽部肿瘤、咽腔黏膜肥厚、舌体肥大、舌根后坠、下颌后缩及小颌畸形等。

（5）具有 OSAHS 家族史。

（6）长期大量饮酒和（或）服用镇静、催眠或肌肉松弛类药物。

（7）长期吸烟可加重 OSA。

（8）其他相关疾病：包括甲状腺功能低下、肢端肥大症、心功能不全、脑卒中、胃食管反流及神经肌肉疾病等。

3. 临床特点　夜间睡眠过程中打鼾且鼾声不规律，呼吸及睡眠节律紊乱，反复出现呼吸暂停及觉醒，或患者自觉憋气，夜尿增多，晨起头痛，口干，白天嗜睡明显，记忆力下降，严重者可出现心理、智力、行为异常；并可能合并高血压、冠心病、心律失常（特别是以慢—快心律失常为主）、心力衰竭、慢性肺源性心脏病、卒中、2 型糖尿病及胰岛素抵抗、肾功能损害以及非酒精性肝损害等，并可有进行性体质量增加。

4. 体检及常规检查项目

（1）身高、体质量、BMI。

（2）体格检查：包括血压（睡前和醒后血压）、颈围、腹围、评定颌面形态（重点观察有无下颌后缩、下颌畸形）、鼻腔、咽喉部的检查（特别注意有无悬雍垂肥大、扁桃体肿大及程度）、咽侧索、软腭、舌体肥大及腺样体肥大，心、肺、脑、神经系统检查等。

（3）血常规检查：特别是红细胞计数、血细胞比容（HCT）、红细胞平均体积（MCV）、红细胞平均血红蛋白浓度（MCHC）。

（4）动脉血气分析（必要时）。

（5）X 线头影测量（包括咽喉部测量）及胸部 X 线片（必要时）。

（6）心电图。

（7）病因或高危因素的常规检查。

（8）可能发生的合并症的相应检查。

（9）部分患者应检查甲状腺功能。

5. 主要实验室检测方法

（1）PSG 监测：有条件的单位可进行此项检查。

1）整夜 PSG 监测：是诊断 OSAHS 的标准手段，包括脑电图（多采用 C4A1、C3A2、O_1A_2、O_2A_2、F_4A_1 和 F_3A_2 导联），二导眼电图（EOG），下颌颏肌电图（EMG），心电图，口、鼻呼吸气流和胸腹呼吸运动，动脉氧饱和度，体位，鼾声，胫前肌肌电图等。正规一般需要监测整夜不少于 7h 的睡眠。

其适用指征为：①临床上怀疑为 OSA 者；②临床上其他症状体征支持患有 OSAHS，如夜间哮喘、肺或神经肌肉疾患影响睡眠；③难以解释的白天低氧血症或红细胞增多症；④原因不明的夜间心律失常，夜间心绞痛，清晨高血压；⑤监测患者夜间睡眠时低氧程度，为氧疗提供客观依据；⑥评价各种治疗手段对 OSAHS 的治疗效果；⑦诊断其他睡眠障碍性疾患。

2）夜间分段 PSG 监测：在同一晚上的前 2~4h 进行 PSG 监测，之后进行 2~4h 的持续气道正压通气（continuous positive airway pressure，CPAP）压力调定。其优点在于可以减少检查和治疗费用，只推荐在以下情况采用：① AHI > 每小时 20 次，反复出现持续时间较长的睡眠呼吸暂停或低通气，伴有严重的低氧血症；②因睡眠后期快动眼相（rapid eye movement，REM）睡眠增多，CPAP 压力滴定的时间应 > 3h；③当患者处于平卧位时，CPAP 压力可以完全消除 REM 及非 REM 睡眠期的所有呼吸暂停、低通气及鼾声。如果不能满足以上条件，应进行整夜 PSG 监测并另选整夜时间 CPAP 压力滴定。

3）午后小睡的 PSG 监测：对于白天嗜睡明显的患者可以试用，通常需要保证有 2~4h 的睡眠时间（包括 REM 和 NREM 睡眠）才能满足诊断 OSA 的需要，因此存在一定的失败率和假阴性结果。

（2）便携式诊断仪（portable monitoring，PM）检查：也称家庭睡眠监测（home sleep testing，HST）或睡眠中心外睡眠监测（out of center sleep testing，OCTS），是能够同时记录、分析多项睡眠生理数据，并方便移动至睡眠室外（医院病房、急诊室、患者家中）进行睡眠医学研究和睡眠疾病诊断的技术。相对于实验室标准 PSG，其或监测导联较少，或无需技术员值守，是更为简便、实用的检查方法。

（3）嗜睡程度的评价：嗜睡的主观评价主要有 Epworth 嗜睡量表（Epworth sleepiness scale，ESS）和斯坦福嗜睡量表（Stanford sleepiness scale，SSS），现多采用 ESS 嗜睡量表。

6. 诊断　临床工作中凡是遇到以下情况时均应想到与 OSA 的关联：高度肥胖、颈部粗短、小颌畸形和下颌后缩、咽腔狭窄或扁桃体中度以上肥大、悬雍垂粗大、严重或顽固性鼻腔阻塞、睡眠过程中反复出现中重度打鼾并有呼吸暂停、晨起口干、白天嗜睡和难以解释的疲劳、难治性高血压、夜间心绞痛、不明原因的心律失常、顽固性心力衰竭、难治性糖尿病和胰岛素抵抗、卒中、夜间癫痫发作、老年痴呆及认知功能障碍、不明原因的肾功能损害、性功能障碍、遗尿、妊娠高血压、子痫、不明原因的非酒精性肝损害、儿童身高和智力发育障碍、顽固性慢性咳嗽及咽炎、不明原因的肺动脉高压和肺心病、继发性红细胞增多症及血液黏滞度增高、难治性哮喘、不明原因的白天低氧血症以及呼吸衰竭等。

（1）诊断标准：主要根据病史、体征和 PM 监测或 PSG 监测结果。临床有典型的夜间睡眠打鼾伴呼吸暂停、日间嗜睡（ESS 评分≥ 9 分）等症状，查体发现咽腔狭窄、扁桃体肿大、悬雍垂粗大、腺样体增生，AHI ＞每小时 5 次者可诊断 OSAHS；对于日间嗜睡不明显（ESS 评分 < 9 分）者，AHI ≥每小时 10 次，或 AHI ≥每小时 5 次同时存在认知功能障碍、高血压、冠心病、脑血管疾病、糖尿病和失眠等 1 项或 1 项以上 OSA 合并症者也可确诊。

（2）OSA 病情分度：应当充分考虑临床症状、合并症情况、AHI 及夜间 SpO_2 等实验室指标，根据 AHI 和夜间最低 SpO_2 将 OSAHS 分为轻、中、重度，其中以 AHI 作为主要判断标准，夜间最低 SpO_2 作为参考，见表 4-8。

表 4-8　成人 OSA 病情程度与呼吸暂停低通气指数（AHI）和（或）低氧血症程度判断依据

程度	AHI（次 /h）	最低 SaO_2（%）
轻度	5~15	85~90
中度	15~30	80~<85
重度	>30	<80

由于临床上有些 OSAHS 患者的 AHI 增高和最低 SpO_2 降低程度并不平行，目前推荐以 AHI 为标准对 OSAHS 病情程度评判，注明低氧血症情况。例如：AHI 为每小时 25 次，最低 SpO_2 为 88%，则报告为"中度 OSAHS 合并轻度低氧血症"。即使 PSG 指标判断病情程度较轻，如合并高血压、缺血性心脏病、卒中及 2 型糖尿病等相关疾病，也应积极治疗。

（3）临床诊断时应明确合并症和并发症的发生情况，OSAHS 可能引起以下病变或问题：

1）引起或加重高血压（夜间及晨起高血压）；

2）冠心病、夜间心绞痛及心肌梗死；

3）夜间发生严重心律失常、室性早搏、心动过速、窦性停搏、窦房传导阻滞及房室传导阻滞；

4）2 型糖尿病及胰岛素抵抗；

5）夜间反复发作左心衰竭；

6）脑血栓、脑出血；

7）癫痫发作；

8）痴呆症；

9）精神异常：焦虑、抑郁、语言混乱、行为怪异、性格变化、幻视及幻听；

10）肺动脉高压、重叠综合征［慢性阻塞性肺病（COPD）＋ OSA］及肺源性心脏病；

11）呼吸衰竭；

12）夜间发作的支气管哮喘；

13）继发性红细胞增多及血液黏滞度增高；

14）遗尿；

15）性功能障碍：阳痿及性欲减退；

16）胃食管反流；

17）神经衰弱；

18）妊娠期高血压疾病或先兆子痫；

19）肾功能损害；

20）肝功能损害；

21）肥胖加重；

22）重大交通事故。

7. 治疗

（1）鼓励患 OSA 的肥胖者减肥：所有超重和肥胖 OSA 患者应该减轻体重，可提高 ESS 得分和提高夜间最低血氧饱和度。

（2）CPAP 治疗是 OSA 患者的首选治疗：最新的中国指南和 "AASM 指南" 均推荐 CPAP 作为 OSA 患者的首选治疗。对于白天嗜睡的患者使用 CPAP 治疗普遍有效，能有效降低 ESS 得分，减少 AHI 值和觉醒指数，并提高夜间最低血氧饱和度。医师有责任建议和指导患者使用 CPAP 治疗，还可以采用相应措施来提高 CPAP 治疗的依从性，如医务人员可通过视频演示、电话随访、电视、讲座、互联网、远程护理等方式对患者及其家属进行教育，提高患者对 OSA 的认知程度。

（3）下颌前移装置可作为 CPAP 治疗出现不良反应者的替代治疗：在使用 CPAP 治疗过程中发生不良反应或在患者依从性差的情况下，下颌前移装置可以作为替代治疗手段。可降低 AHI 和觉醒指数，提高夜间最低血氧饱和度，对生活质量和认知水平也有一定程度的改善。但与 CPAP 治疗相比，后者疗效仍占优势。副作用主要有牙齿松动、牙冠损害、颞下颌关节疼痛等。

九、肺移植术前评估

1. 系统病史了解和全面体格检查（略）

2. 掌握适应证及禁忌证

（1）肺移植适应证

1）严重的慢性肺疾病，生理功能严重受损；

2）内科治疗无效或不可能；

3）估计存活期短于 2~3 年；

4）可以配合康复训练；

5）营养状态达到理想体重的 80% ~120%；

6）情绪稳定和较好的心理素质。

（2）肺移植绝对禁忌证

1）近 2 年内恶性肿瘤（皮肤鳞状细胞和基底细胞癌除外）；

2）难以纠正的心、肾、肝等重要脏器不全，冠心病不能通过介入治疗或冠脉搭桥手术治疗缓解或伴有严重的左心功能不全是肺移植的绝对禁忌证，但部分患者经严格选择后可考虑心肺联合移植；

3）不能治愈的严重慢性肺外感染，如活动性乙型肝炎、丙型肝炎，HIV 感染；

4）严重的胸壁或脊柱畸形；

5）患者的依从性差，不能配合医师治疗或定期随访；

6）难以治疗的心理障碍；

7）缺乏可靠的社会、家庭支持；

8）近 6 个月内仍然持续的严重不良嗜好，如吸烟、酗酒或滥用违禁药品。

（3）肺移植相对禁忌证

1）年龄 > 65 岁；

2）病情危重或通气、血流动力学不稳定（休克、需要机械通气或体外膜肺氧合）；

3）严重的运动功能障碍，不能进行康复训练；

4）耐药细菌、真菌或结核分枝杆菌寄殖；

5）重度肥胖，BMI > $30kg/m^2$；

6）严重的症状性骨质疏松；

7）机械通气，仔细选择一些无其他重要脏器的急性或慢性功能不全，能积极参加康复训练的机械通气患者，肺移植可能成功；

8）其他合并症，但没有导致终末期脏器功能不全，如糖尿病、高血压病、消化性溃疡病及胃食管反流病可以通过有效治疗控制；冠心病，但可以通过移植前介入治疗或移植手术时同时进行冠脉搭桥手术处理。

3. 术前需完善检查

（1）血液检查

1）ABO/Rh 血型；

2）全血细胞计数；

3）凝血试验（APTT、PT、INR、Fbg）；

4）生化全项（OMI 者加查 MMB + cTnI）；

5）肺栓塞九项；

6）血清蛋白电泳；

7）T 淋巴细胞亚群（比例 + 绝对计数）；

8）甲状腺功能试验；

9）血糖 + HbA_1C；

10）α_1- 抗胰蛋白酶（需要时）；

11）24h 肌酐清除率。

（2）尿液常规。

（3）粪便常规。

（4）影像学检查

1）胸部平片；

2）胸部 CT/HRCT；

3）胸部 CTPA（PAH）；

4）肺通气/灌注显像；

5）腹部超声；

6）下肢静脉超声；

7）腹部 CT（需要时）。

（5）功能试验

1）肺功能检查：肺功能测定、动脉血气分析、6min 步行试验。

2）心脏功能检查：心电图、心脏超声、冠脉造影（高度怀疑冠心病者）、左右心导管检查（＞40 岁）。

3）骨密度检查。

4）多导联睡眠监测（PAH、呼吸衰竭、右心衰竭）。

（6）感染

1）痰涂片和培养：细菌、真菌、结核分枝杆菌。

2）鼻咽拭子培养。

3）中段尿培养。

4）粪便细菌和寄生虫检查。

5）病原血清学检查：HIV、肝炎标记物（乙肝＋丙肝）、CMV、EBV 抗体、呼吸道常见病毒、军团菌抗体、结核抗体、肺炎支原体抗体、衣原体抗体。

（7）恶性肿瘤

1）痰细胞学检查；

2）乳腺 X 线照相（需要时）；

3）前列腺特异抗原（PSA）；

4）血液/分泌物—肿瘤标记物。

（8）自身免疫抗体筛查

1）类风湿因子；

2）自身抗体十一项；

3）抗核抗体；

4）抗 dsDNA 抗体；

5）ANCA；

6）免疫球蛋白；

7）肌酶。

（9）移植配型

1）移植配型（2600 元）：泌尿科实验室（3 管血样：2 管血清，1 管抗凝）包括 PRA（抗群体抗体）、HIV 抗体、HLA AB 分类（Ⅰ类配型）、HLA DR 分类（Ⅱ类配型）、HLA–Ⅰ类血清单分型、HLA–Ⅱ类基因配型。

2）HLA–B27（150 元）：病理科。

十、重症患者胰岛素强化治疗方案

1. 血糖控制目标　6~8mmol/L。

2. 控制原则

（1）对危重患者尽早测定血糖。

（2）当血糖超过 8mmol/L 时，开始静脉持续泵入胰岛素，起始量 2U/ h；当初次血糖超过 12.2mmol/L，静脉持续泵入胰岛素，起始量 3U/ h。

（3）开始时每 2 h 监测血糖一次，要求在 12~24 h 内使血糖达到控制目标；血糖测定连续 3 次达控制目标，测定频率可改为 4h 一次。

（4）餐前半小时血糖超过 8mmol/L 时，进餐时胰岛素泵入剂量在原来基础上增加 1~2U/h；餐前半小时血糖超过 12.2mmol/L 时，进餐时胰岛素泵入剂量在原来基础上增加 2~3U/h。

（5）应用糖皮质激素时，每小时检测 1 次血糖，根据实际测量值进行调整。

（6）血糖高于控制目标，但相邻 2 次测量值下降大于 2mmol/L 时，胰岛素泵入剂量不变。

（7）所有葡萄糖的摄入量 200~300g/d 的患者，尽量实行胃肠营养。

（8）对于合并糖尿病的患者，输注葡萄糖时加用中和量的胰岛素。

3. 胰岛素的调节（表 4-9）

表 4-9　胰岛素具体调节方法

血糖水平（mmol/L）	胰岛素剂量（U/h）
> 12.2	增加 1~2
8~12.2	增加 0.5~1
6~8	剂量不变
4~6	减少 0.5~1
2.8~4	停止胰岛素泵入
< 2.8	停止胰岛素泵，并补充 20% 葡萄糖 20ml

十一、心肺复苏

心肺复苏（cardio-pulmonary resuscitation，CPR）要点参照《2015 美国心脏协会心肺复苏及心血管急救指南》。

1. 识别心搏骤停和启动急救系统　成人心搏骤停根据有无反应和呼吸来判断。医务人员在检查患者有无反应的同时应快速判断是否有呼吸，当认为无反应且无呼吸或呼吸异常（如仅为喘息）时就应考虑为心搏骤停，应立即启动紧急系统并实施 CPR。

2. CPR 顺序　给予呼吸复苏前先开始实施心脏按压，即由过去的 A—B—C，改为 C—A—B，即胸外按压—开放气道—人工呼吸。

C. 胸外按压

（1）胸外按压频率：所有年龄段至少 100

次 / 分，不超过 120 次 / 分。

（2）胸外按压幅度：至少 5cm，不超过 6cm，且保证每次压下后胸廓完全回弹。应避免在按压间隙倚靠在患者胸上，以便每次按压后使胸廓充分回弹。

（3）胸外按压部位：胸部正中，胸骨的下半部，双乳头之间。应该把手掌放在胸部正中双乳头之间的胸骨上，另一只手平行重叠压在其手背上。

（4）强调持续按压，按压间断不超过 10s。医务人员检查脉搏不应超过 10s。

（5）为避免按压者疲劳，建议每 2min 更换施救者。

（6）胸外按压与呼吸比率：成人单人或双人施救按压与呼吸比均为 30∶2。

（7）要求："用力和快速地按压"。

A. 气道开放

（1）体位要求：仰卧位，放在地面或硬床板上，脊椎外伤患者应整体翻转，头、颈身体同轴转动。

（2）开放气道的方法

1）仰头抬颏法：推荐使用。一只手放在患者前额，用手掌把额头向后推，使头部向后仰；另一只手的手指放在下颏骨处，向上抬颏，使牙关紧闭，下颏向上抬动。头后仰程度为：下颌、耳廓的连线与地面垂直。

注意：勿用力迫压下颌部软组织，否则有可能造成气道梗阻，避免用拇指抬颏。

2）托颌法：头颈部有损害时考虑应用。双手在患者头部两侧、握紧下颌角，双肘支撑在患者平躺平面，用力向上托下颌、拇指分开口唇，不伴头颈后仰。

3）手指清除口腔异物：建议用指套或纱布保护手指以清除患者口中分泌液体，清除固体时可用另一只手分开舌和下颏。

B. 人工呼吸

（1）人工呼吸频率 8~10 次 / 分，避免过度通气。

与胸外按压不同步，每次呼吸超过 1s，应有明显的胸廓隆起。

（2）无氧源的球囊面罩通气：潮气量大致为 10ml/kg（700~1000ml），或成人球囊 2/3 被挤压。

（3）携氧的球囊面罩通气：氧流量从 8~12L/min 到 30L/min；潮气量为 6~7ml/kg（约 400~600ml），或成人球囊 1/2 被挤压。

3.电复律　当施救者可以立即取得 AED 时，对于成人心脏骤停患者，应尽快使用除颤器；若不能立刻取得 AED，应该在他人前往获取以及转变 AED 的时候开始心肺复苏，在设备提供后尽快尝试进行除颤。

（1）除颤次数：除颤是对室颤最为有效的治疗，需电除颤时，只给 1 次电击，而后立即进行 CPR，应在给了 5 组 30 ∶ 2 CPR（约 2min）后再检查患者的心律。

（2）除颤电极的位置：前电极位于右上胸锁骨下贴胸骨右缘；侧电极位于左胸乳头下，中心点在腋中线。

（3）室颤除颤能量选择：单相波除颤器电击能量为 360J。双相波除颤器可使用电击能量为 120~200J。

剂量根据心动过速的类型而有所不同：

规则的窄波心动过速（阵发性室上速或房扑）初始剂量常选择 50~100J 即已足够，无效时可逐渐递增。

不规则的窄波（如房颤）可选用 120~200J 双相波，单相波机器可选择 200J。规则的宽波心动过速（如室速）可用 100J，不规则宽波如尖端扭转型室速时应选择非同步除颤的剂量。

（4）尽可能缩短除颤前后按压的中断时间，强调每次除颤后立即实施 CPR。对于院内心搏骤停，如果有除颤器和心电监测，仍然是首先开始按压，但延误除颤时间不应超过 3min。

4.心脏骤停时药物应用

（1）肾上腺素：CPR 时首选肾上腺素，用量为 1mg（或 0.01mg/kg），静脉注射，每 3~5min 可重复使用。应尽早使用。

（2）胺碘酮：在 CPR 后室颤仍然存在时静脉推注 300mg，必要时可再用 150mg。

（3）碳酸氢钠：仅在高钾血症、代谢性酸中毒、三环类抗抑郁药物中毒的情况下使用，并且要掌握用药时机，注意监测用药后的电解质和血浆渗透压等。

利多卡因和阿托品不推荐常规使用。

十二、烟草依赖

吸烟成瘾是一种慢性疾病，称为烟草依赖。ICD-10 中该病的编码为 F17.2。烟草依赖是一种慢性高复发性疾病，烟草依赖的机制为尼古丁成瘾。临床和基础性研究显示，戒烟本身会带来焦虑、易激惹等一系列戒断症状。流行病学研究资料表明，人群中每年仅凭个人努力戒烟成功的不足 3%。烟草依赖须综合治疗，目前应用专业戒烟药物进行辅助治疗是帮助患者戒烟的一种有效的途径。

1.烟草依赖的表现　烟草依赖常表现为躯体依赖和心理依赖两个方面。躯体依赖表现为在停止吸烟或减少吸烟量后，吸烟者将会产生一系列不易忍受的症状和体征，医学上称之为戒断症状，包括吸烟渴求、焦虑、抑郁、不安、头痛、注意力不集中、睡眠障碍等，部分戒烟者还会出现体重增加。一般情况下，戒断症状可在停止吸烟后数小时内开始出现，在戒烟最初 14d 内表现最为强烈，大约 1 个月后开始减轻，部分患者对吸烟的渴求会持续 1 年以上。精神依赖又称心理依赖，俗称"心瘾"，表现为主观上强烈渴求吸烟。

2. 烟草依赖发生的生物学机制　烟草依赖的药理学及行为学过程与其他成瘾性药物类似，如海洛因和可卡因等。尼古丁是烟草中导致烟草依赖的主要物质。

尼古丁与尼古丁乙酰胆碱受体结合后激活脑部腹侧被盖区的多巴胺神经元，促使伏隔核释放兴奋性神经递质——多巴胺，使吸烟者产生"愉悦"感以及其他奖赏感受。尼古丁的半衰期为 2~3h，吸烟成瘾者如果减少烟量或停止吸烟，体内尼古丁浓度会迅速降低。当脑中尼古丁浓度降低到一定水平时，吸烟者会出现戒断症状和对吸烟的渴求。为避免这些戒断症状，吸烟成瘾者每隔一小段时间就要吸烟以维持大脑中的尼古丁水平。

3. 烟草依赖的诊断标准与严重程度评估

（1）诊断标准：在过去 1 年内体验过或表现出下列 6 项中的至少 3 项。①强烈渴求吸烟；②难以控制吸烟行为；③当停止吸烟或减少吸烟量后有时会出现戒断症状；④出现烟草耐受表现，即需要增加吸烟量才能获得过去吸较少烟量即可获得的吸烟感受；⑤为吸烟而放弃或减少其他活动及喜好；⑥不顾吸烟的危害而坚持吸烟。

（2）烟草依赖程度的评估：吸烟成瘾者的烟草依赖程度可根据 Fagerström 烟草依赖评估量表进行评估（表 4-10）。总分最高为 10 分，累积值越高，评估烟草依赖程度越高。

4. 戒烟及烟草依赖的治疗　目前能够明显提高长期戒烟率的有效治疗方法包括：戒烟劝诫，戒烟热线及药物治疗。对于没有成瘾或者烟草依赖程度较低的吸烟者可以凭毅力自行戒烟（但需要经常给予简短的戒烟建议，并激发其戒烟动机）。但是对于烟草依赖程度较高者，则需要更强的戒烟干预，包括进行行为矫正以及使用戒烟药物等。

表 4-10　Fagerström 烟草依赖评估量表

评估内容	0分	1分	2分	3分
您早晨醒来后多长时间吸第一支烟？	> 60min	31 ~ 60min	6 ~ 30min	≤ 5min
您是否在许多禁烟场所很难控制吸烟	否	是		
您认为哪一支烟您最不愿意放弃？	其他时间	早晨第一支		
您每天抽多少支卷烟？	≤ 10 支	11 ~ 20 支	21 ~ 30 支	> 30 支
您早晨醒来后第 1h 是否比其他时间吸烟多？	否	是		
您卧病在床时仍旧吸烟吗？	否	是		

0~3 分为轻度烟草依赖；4~6 分为中度烟草依赖；≥ 7 分为重度烟草依赖

（1）戒烟劝诫：对于所有吸烟者均可使用"5A"方案进行戒烟干预。所谓"5A"包括询问（ask）吸烟情况，建议（advise）戒烟，评估（assess）戒烟意愿，提供戒烟帮助（assist）和安排（arrange）随访。在临床工作中，即使医师非常繁忙，至少也应询问并记录就诊者是否吸烟，应建议所有吸烟者必须戒烟，向有戒烟意愿的吸烟者提供简单的戒烟帮助，如处方戒烟药物和（或）进行简短戒烟咨询，必要时推荐他们去戒烟门诊或拨打戒烟热线（400 888 5531）。

（2）戒烟热线：我院于 2009 年底创建了全国首部戒烟热线 400 888 5531。2016 年我院与中国控制吸烟协会合作将该热线升级为中国戒烟专线。戒烟专线服务内容包括：戒烟咨询、误区解读、戒烟药物使用指导、定制个性化戒烟短信，并可预约戒烟专员一对一的主动戒烟干预服务，全程督导。

（3）戒烟药物治疗：除存在药物禁忌证或对于戒烟药物疗效不明确的人群（非燃吸烟草制品使用者、少量吸烟者、孕妇、哺乳期妇女以及青少年等），对于有戒烟意愿的吸烟者可给予戒烟药物治疗，以提高戒烟成功率。

中国临床戒烟指南推荐了 3 类能够有效增加长期戒烟效果的一线临床戒烟用药（表 4-11），包括尼古丁替代疗法（nicotine replacement therapy，NRT）用药、盐酸安非他酮缓释片和伐尼克兰。

1）NRT 药物：NRT 类药物通过向人体释放尼古丁以代替或部分代替吸烟者通过吸烟获得的尼古丁，从而减轻戒断症状。剂型包括尼古丁咀嚼胶、尼古丁吸入剂、尼古丁口含片、尼古丁鼻喷剂和尼古丁贴剂，目前国内仅有贴剂，可在我院门诊楼东侧"康复之家"药店非处方购买。

2）盐酸安非他酮缓释片：该药可抑制多巴胺及去甲肾上腺素的重摄取，增加脑内多巴胺水平，缓解戒烟后的戒断症状；另可阻断尼古丁乙酰胆碱受体，减少吸烟的欣快感。需凭医师处方在我院北门和东门的"和寿春大药房"购买。

3）伐尼克兰：为 $\alpha_4\beta_2$ 尼古丁乙酰胆碱受体的部分激动剂，同时具有激动及拮抗的双重调节作用。伐尼克兰与尼古丁乙酰胆碱受体结合后，一方面发挥激动剂的作用，刺激脑内释放多巴胺，可缓解戒烟后的戒断症状；另一方面，它的拮抗特性可以阻止尼古丁与尼古丁乙酰胆碱受体结合，减少吸烟的欣快感。可在我院戒烟门诊处方购买，为全自费药物。

（4）戒烟门诊：1996年，我院建立了我国第一家戒烟门诊，拥有丰富的临床戒烟经验，目前推行戒烟门诊首诊及半年内电话和微信群随访干预的综合戒烟治疗体系，以此为每位就诊患者提供专业的戒烟咨询、药物治疗、吸烟相关身体检查、行为与心理干预等，并通过戒烟热线、微信公众号平台（戒烟有道）等宣传推广科学的戒烟方法，实现了戒烟全程管理，帮助吸烟者科学戒烟。据不完全统计，已有上千人在该门诊成功戒烟，服用药物1个月内戒烟成功率高达70%以上。

（5）新媒体戒烟服务：我院戒烟门诊在2016年1月推出官方微信公众号——戒烟有道。该公众号每周定期推送与戒烟相关的新闻、转载或原创文章，向吸烟者提供戒烟相关资讯。

北京朝阳医院戒烟门诊

出诊时间：每周一至周五上午8:00—12:00，下午13:00—17:00

出诊地点：北京朝阳医院门诊大楼4层呼吸内科门诊A0453室

戒烟热线：【中国戒烟专线】400 888 5531

咨询电话：010–85231610

如想获取更多戒烟资讯，欢迎关注北京朝阳医院戒烟门诊微信公众号【戒烟有道】或【cyyyjymz】。

表 4-11　国内可获得的一线戒烟药物的使用方法及注意事项

药品名（英文名）	用法、用量及疗程	副作用	禁忌证	注意事项	规格及获得途径
尼古丁贴片（nicotine patch）	用法：撕去保护纸后迅速将其黏贴于清洁、干燥、少毛、无创面的躯干或四肢部位，贴后紧压 10～20s，每日需更换黏贴部位，按照治疗开始时宜用较大剂量，疗程逐渐减量 用量：每24h或16h 1次，每次 1贴。 疗程：12 周或根据治疗情况延长	局部皮肤反应（皮肤发红、针刺感、轻度瘙痒等）；心悸、失眠、头晕、多梦	对尼古丁成分过敏	1. 慎用：年龄＜18 岁者；吸烟＜10 支/日者；怀孕或哺乳期妇女；急性心肌梗死后 2 周内患者；严重心律失常患者；不稳定型心绞痛患者；药物控制不佳的高血压患者；对胶带过敏或有皮肤病的患者 2. 对于有睡眠障碍的患者可在睡前撕去贴片或使用 16h 剂型	16h 剂型（每片 5mg、10mg、15mg） 24h 剂型（每片 7mg、14mg、21mg） 非处方药

续表

药品名（英文名）	用法、用量及疗程	副作用	禁忌证	注意事项	规格及获得途径
尼古丁咀嚼胶（nicotine chewing gum）	用法：置于颊和牙龈之间，缓慢、间断咀嚼，约 30min 后尼古丁可完全释放。吸烟剂型：吸烟支数 ≤ 20 支 / 日者使用 2mg 剂型；吸烟支数 > 20 支 / 日者使用 4mg 剂型 用量：1 ~ 6 周，每 1 ~ 2h 1 片，8 ~ 12 片 / 日（不超过 24 片 / 日）；第 7 ~ 8 周，每 2 ~ 4h 1 片，4 ~ 8 片 / 日；9 ~ 12 周，每 6 ~ 8h 1 片，2 ~ 4 片 / 日 疗程：12 周或根据治疗情况延长	下颌关节酸痛；消化不良；恶心；打嗝；心悸（大多短暂且轻微，若使用正确的咀嚼方法可以避免或减轻副作用）	对尼古丁成分过敏	慎用：年龄 < 18 岁患者；吸烟 < 10 支 / 日患者；急性心肌梗死后 2 周内患者；严重心律失常患者；不稳定型心绞痛患者；药物控制不佳的高血压患者	每片 2mg 每片 4mg 非处方药

续表

药品名（英文名）	用法、用量及疗程	副作用	禁忌证	注意事项	规格及获得途径
盐酸安非他酮缓释片（bupropion hydrochloride sustained release tablets）	用法：口服 用量：戒烟前 1 周开始用药。用药第 1～3 天：150mg，每日 1 次；第 4～7 天：150mg，每日 2 次；第 8 天起：150mg，每日 1 次 疗程：7～12 周或根据治疗情况延长	口干；易激惹；失眠；头痛；眩晕等	癫痫患者；使用其他含有安非他酮成份药物的患者；现在或既往在诊断为贪食症或厌食症的患者；过去 14d 中服用单胺氧化酶抑制剂的患者；对安非他酮或类似成份过敏者；突然戒酒或停用镇静剂者	1. 每日用药量不得超过 300mg 2. 心脏疾病、肝脏损害、肾功能障碍患者以及曾有过敏史或过敏体质者慎用 3. 本品可能会导致失眠，因此应避免在睡觉前服用	每片 150mg 处方药

续表

药品名（英文名）	用法、用量及疗程	副作用	禁忌证	注意事项	规格及获得途径
酒石酸伐尼克兰（varenicline）	用法：口服 用量：戒烟前1周开始用药。用药第1~3天：0.5mg，每日1次；第4~7天：0.5mg，每日2次；第8天起：1mg，每日1次 疗程：12周或根据治疗情况延长	恶心（轻到中度）、口干、腹胀、便秘、多梦、睡眠障碍等	对伐尼克兰或类似成分过敏	①对患有严重精神神经疾病患者的安全性和有效性尚未确定 ②有严重肾功能不全患者（肌酐清除率<30ml/min）慎用	每片0.5mg 每片1.0mg 处方药

附 K 呼吸与危重症医学科专家门诊一览表

姓名	专业特长	出诊时间
童朝晖	呼吸危重症，呼吸介入，疑难病诊治	周一上午特需门诊
施焕中	哮喘，胸膜疾病	周三上午知名专家，周二下午特需
黄克武	哮喘，慢阻肺	周三上午知名专家，周二上午特需
杨媛华	肺栓塞和肺血管疾病	周一下午，周四下午知名专家，周二下午特需
方秋红	哮喘，慢阻肺，间质性肺疾病，肺感染	周一下午，周二上午知名专家，周三上午特需
郭兮恒	睡眠疾病，鼾症，睡眠呼吸疾病	周一至周四每天上午知名专家，特需时间不固定
林英翔	慢阻肺，慢性咳嗽，哮喘，肺康复	周二全天知名专家，周四下午特需
王臻	呼吸内镜，肺感染	周二下午，周四下午知名专家，周一下午特需
张予辉	呼吸系肿瘤	周二下午，周五下午知名专家，特需时间不固定
朱娅玲	哮喘	周二下午，周五上午知名专家，周五下午特需
王雯	哮喘，慢阻肺	周一下午，周四下午知名专家
金晓光	慢阻肺，间质性肺疾病	周三全天知名专家
卜小宁	慢阻肺，哮喘，支气管扩张，戒烟	周一下午，周五上午知名专家
崔瑷	间质性肺疾病，肺血管炎	周一上午，周二下午，周四下午主任医师
逯勇	慢阻肺，哮喘，呼吸生理	周三全天副主任医师

续表

姓名	专业特长	出诊时间
张鸿	慢阻肺，哮喘，慢性咳嗽	周二上午，周四下午副主任医师
安立	慢阻肺，哮喘，肺康复	周三下午，周五上午副主任医师
徐莉莉	呼吸介入，呼吸内镜	周三上午副主任医师
陈阳育	哮喘，慢阻肺	周三下午，周五下午副主任医师
邝土光	肺栓塞，肺动脉高压	周五全天副主任医师
林峻岭	睡眠呼吸疾病，哮喘	周三下午，周四下午，周五下午副主任医师
詹曦	间质性肺疾病	周二全天，周四上午副主任医师
孙兵	呼吸衰竭，机械通气，重症肺炎	周三上午副主任医师
贺航咏	重症肺炎，呼吸衰竭，肺真菌感染	周四下午副主任医师